L'UNIVERS SOCIAL DES ADOLESCENTS

Michel Claes

L'UNIVERS SOCIAL
DES ADOLESCENTS

Les Presses de l'Université de Montréal

Catalogage avant publication de la Bibliothèque nationale du Canada

Claes, Michel
L'univers social des adolescents
(Paramètres)
Comprend des références bibliographiques

ISBN 978-2-7606-1807-7

1. Relations humaines chez l'adolescent.
2. Interaction sociale chez l'adolescent.
3. Adolescents — Réseaux sociaux.
4. Parents et adolescents.
5. Socialisation.

I. Titre.
II. Collection.

BF724.3.158C52 2003   158.2'0835   C2003-941074-9

Dépôt légal : 3ᵉ trimestre 2003
Bibliothèque nationale du Québec
© Les Presses de l'Université de Montréal, 2003

Les Presses de l'Université de Montréal remercient de leur soutien financier le ministère du Patrimoine canadien, le Conseil des Arts du Canada et la Société de développement des entreprises culturelles du Québec (SODEC).

RÉIMPRIMÉ AU CANADA EN JUIN 2008

INTRODUCTION

L'univers social à l'adolescence –
élargissement et différenciation

L'adolescence constitue une importante période de transition dans le cours du développement humain. Le changement loge au cœur de l'adolescence, car la deuxième décennie de l'existence humaine se caractérise par de nombreuses et d'importantes transformations qui touchent tous les aspects du développement : la biologie, les réalités psychologiques et la vie sociale.

Le terme de transition est sans doute celui qui convient le mieux pour désigner le passage progressif de l'enfance vers l'âge adulte, ponctué des multiples nouveautés qui surviennent dans le développement. De nombreux auteurs, en psychologie du développement, ont adopté le concept de « tâche développementale » pour rendre compte de ces réalités nouvelles qui s'imposent à tous au cours d'une même période de l'existence, et cela avec une certaine urgence, puisque l'accomplissement de ces tâches favorise la croissance et l'accès à un stade supérieur du développement, alors que l'échec hypothèque l'avenir. Le terme de « tâche » renvoie à une idée majeure : l'individu n'est pas un spectateur passif des changements qui s'opèrent, mais un acteur engagé activement dans la construction de sa propre vie.

L'éclosion de la puberté qui inaugure l'adolescence entraîne des changements significatifs sur le plan biologique, morphologique et psychologique. La maturation de l'appareil génital et l'apparition des caractéristiques sexuelles secondaires constituent les aspects les plus spectaculaires de ces transforma-tions. La morphologie corporelle se transforme rapidement et radicalement pour adopter les caractéristiques sexuées de l'adulte. L'avènement de la puberté précipite les changements qui s'effectuent sur le plan personnel et social. L'individu doit abandonner sa condition d'enfant et faire face à diverses tâches développementales : se construire une image corporelle sexuée et s'engager sur le plan des relations allosexuelles[1]. L'adolescence entraîne également d'im-portants changements dans l'univers social et relationnel des individus, ce qui se traduit par des modifications substantielles et des exigences nouvelles : il s'agit de modifier le type de rapports qu'on entretient avec les parents, de développer des relations de proximité et d'intimité avec les pairs et de s'engager dans des relations amoureuses. L'adolescence se caractérise également par des nouveautés sur le plan de la pensée : l'accès à l'abstraction et à des formes nouvelles de raisonnement va favoriser des interrogations nouvelles sur soi, sur l'avenir, sur la représentation et la signification de l'univers. L'identité se construit autour d'enjeux fondamentaux, comme le choix professionnel, les croyances et les valeurs. Cette tâche, qui clôture l'adolescence, permettra au jeune adulte de se définir, d'opter pour un système de croyance et de valeurs et de se situer par rapport à autrui.

La psychologie contemporaine de l'adolescence s'est clairement démar-quée d'une position qui mettait l'accent sur la présence d'une inévitable crise dans le développement, dominée par des perturbations internes et externes, de ruptures ou de tumulte émotionnel. Aujourd'hui, on conçoit plutôt l'ado-lescence comme une période de transition, marquée par une série de réali-tés nouvelles qui imposent des ajustements, afin d'intégrer les changements et d'accéder à la maturité. De multiples études, menées tant en Europe qu'en Amérique du Nord, ont démontré que la majorité des adolescents sont en mesure de transiger avec les changements internes et externes qui marquent cette période et d'intégrer les réalités nouvelles dans leur existence (Coleman et Hendry, 1990 ; Offer et Offer, 1975 ; Rutter, 1980). Un adolescent sur cinq connaîtra des problèmes de développement et, de ce groupe, une petite mino-rité, variant selon les études de 3 à 5 %, rencontrera des difficultés majeures,

---

1. Le terme « allosexuel » fait référence à l'engagement dans des relations sexuelles avec d'autres personnes. Il s'agit, le plus souvent, de partenaires du sexe opposé, mais certains adolescents choisissent des partenaires du même sexe.

s'engagera dans des comportements socialement déviants ou souffrira de troubles psychologiques, particulièrement de problèmes reliés à la dépression et à l'anxiété (Cloutier, 1994). Les capacités d'adaptation comme la vulnérablité s'inscrivent dans l'histoire personnelle du sujet et, comme l'indiquent de multiples études longitudinales, dans la majorité des cas, les problèmes graves qui surgissent à l'adolescence étaient déjà présents durant l'enfance (Tremblay *et al.*, 1994).

Le milieu social particulier où grandit l'enfant ou l'adolescent a des répercussions évidentes sur la croissance de l'individu ; certains contextes sociaux sont favorables au développement, alors que d'autres sont porteurs de risques. La pauvreté matérielle représente le facteur social le plus pénalisant pour la croissance, mais il existe d'autres sources d'adversité, comme le fait de vivre dans une famille dysfonctionnelle ou abusive, la monoparentalité ou le fait d'habiter un quartier difficile d'une ville ou d'une banlieue.

L'adolescence se caractérise par d'importants changements dans l'univers social et relationnel des individus. Ces changements s'expriment de trois manières : élargissement de l'univers social, différenciation des relations et construction d'un univers social propre.

Par rapport aux enfants, les adolescents interagissent avec un nombre accru de personnes et ces interactions deviennent à la fois plus complexes et plus diversifiées. La nature des relations qu'on entretient avec les parents se modifie au fur et à mesure que l'adolescent gagne en autonomie, le temps passé avec les parents diminue sensiblement et constamment au profit du temps consacré aux interactions avec des personnes extérieures à la famille (Larson et Richards, 1991), alors que le groupe des pairs occupe un rôle de plus en plus important dans l'univers social et personnel. Le nombre d'amis et d'amis intimes ainsi que le temps consacré aux amis augmentent dès le début de l'adolescence pour atteindre un sommet au milieu de l'adolescence, les relations avec l'autre sexe se mettent en place progressivement et jouent un rôle croissant dans la vie relationnelle et affective. Le début de l'adolescence coïncide avec l'entrée à l'école secondaire ; celle-ci offre un environnement social plus étendu et de multiples possibilités d'interaction sociale avec des groupes de pairs différenciés et un nombre d'adultes accru.

Durant l'enfance et l'adolescence, la vie sociale et émotionnelle se déroule surtout à l'intérieur de deux mondes : celui des relations avec les parents et celui des relations avec les pairs (Hartup, 1989). Ces deux mondes sont régis par des règles spécifiques et assument dans le développement des fonctions fondamentales mais complémentaires ; les relations avec les parents sont dominées par des règles d'attachement, d'autorité et d'obligations, celui des pairs par des règles de réciprocité et de partage du pouvoir. Ces deux mondes, imbriqués durant l'enfance, vont nettement se différencier à l'adolescence. L'univers social connaît une différenciation croissante au cours de l'adolescence, pour aboutir à une forme d'intégration à l'âge adulte (Collins et Laursen, 2000). Lorsqu'on examine l'évolution des relations au sein de la famille, par exemple, on constate que des modes d'interaction spécifiques se développent peu à peu avec la mère, le père et la fratrie et que ces relations sont le lieu d'acquisition de diverses habiletés. Les relations d'amitié avec les autres enfants apparaissent très tôt, elles naissent au sein de l'univers familial et se forment essentiellement avec des partenaires de jeux, sous la supervision parentale. À l'adolescence, l'univers des relations familiales et celui des relations avec les pairs se différencient très nettement, on observe une distance émotionnelle et physique croissante à l'égard des parents et un engagement intense dans les relations de proximité avec les amis du même sexe ; ceux-ci deviennent des figures centrales, qu'il s'agisse de soutien à offrir, d'idées et de confidences à partager. Les premières relations avec l'autre sexe ont lieu dans le cadre des relations avec les pairs et, progressivement, le partenaire amoureux deviendra la figure centrale en matière d'intimité et d'attachement. L'adolescence représente une période durant laquelle l'univers social se différencie, les diverses relations se singularisent afin d'assumer des fonctions spécifiques et d'adopter la place qu'elles occuperont dans la hiérarchie relationnelle à la vie adulte.

Durant l'adolescence, les personnes s'engagent pour la première fois dans la construction de leur propre univers social. Les parents perdent une part importante de l'autorité qu'ils exerçaient sur les fréquentations de leurs enfants ; de leur côté, les adolescents vont s'associer à des pairs avec lesquels ils partagent un certain nombre d'intérêts et de valeurs. La famille et le groupe des pairs peuvent s'entendre sur des dimensions fondamentales comme les perspectives scolaires ou professionnelles, les valeurs morales ou les normes sociales, mais des ruptures peuvent apparaître entre la famille et le groupe des pairs, et ces divergences sont porteuses de risques, particulièrement lorsque le groupe s'engage dans des comportements déviants tels que la consommation de drogue ou la délinquance.

✷
✷ ✷

Cet ouvrage s'appuie sur les travaux de recherche récents qui ont examiné de façon systématique les multiples aspects de la vie sociale des adolescents. Pendant longtemps, la psychologie de l'adolescence a été dominée par la réflexion clinique ou des considérations spéculatives et il a fallu attendre les années 1970 pour voir se développer une série de travaux systématiques, s'appuyant sur des méthodologies adéquates, notamment des études longitudinales qui s'avèrent des instruments indispensables pour analyser la place de l'adolescence dans le cours de l'existence humaine. Cette effervescence de la recherche dans le domaine de l'adolescence s'exprime de diverses façons, notamment par la constitution d'importantes équipes de recherche tant en Europe qu'en Amérique du Nord, par la création de sociétés internationales et par la publication de nombreuses revues scientifiques et d'ouvrages spécialisés.

Le livre fait le point sur les connaissances dans le domaine du développement de la vie sociale des adolescents en vue d'informer le lecteur sur l'état actuel des connaissances et de rendre compte des principaux débats. La première partie de l'ouvrage aborde les divers aspects des relations interpersonnelles des adolescents et examine le réseau des personnes significatives qui les entourent généralement à cette période. La théorie de l'attachement constitue aujourd'hui un horizon indépassable pour saisir le type de lien qui se crée entre l'enfant et ses parents, de même que pour aborder l'ensemble des liens interpersonnels que l'on tisse tout au cours de son existence. Cette partie expose les fondements de cette théorie, elle examine l'évolution des liens d'attachement à l'adolescence et analyse enfin les aspects les plus sombres des relations interpersonnelles, la solitude, le rejet social et l'intimidation.

La seconde partie du livre s'attache aux divers univers relationnels des adolescents, à savoir les relations avec les parents, les relations avec les pairs et les amitiés, les relations amoureuses, les relations fraternelles ainsi que les relations avec la famille élargie et les adultes non apparentés. Chacun des chapitres fait le point sur les principales questions qui dominent la réflexion, en analysant les répercussions de chacune de ces relations sur le développement. Les différences entre les sexes et entre les cultures sont également examinées. La conclusion s'engage dans une réflexion plus générale, portant sur l'ensemble des relations interpersonnelles des adolescents en vue d'étudier l'évolution de ces relations, d'en dégager les éléments de différenciation, de continuité et de changement.

PREMIÈRE PARTIE

LES RELATIONS INTERPERSONNELLES À L'ADOLESCENCE

1

LES RELATIONS INTERPERSONNELLES ET LE DÉVELOPPEMENT À L'ADOLESCENCE

Les relations que les personnes entretiennent avec leurs semblables représentent un des éléments fondamentaux de l'existence humaine. Ces relations organisent largement la vie quotidienne, elles la nourrissent et lui donnent une bonne partie de son sens. Les relations interpersonnelles constituent sans doute la source des émotions les plus profondes : joies de l'amitié partagée, exaltation de la passion amoureuse, mais également souffrance et douleur lors des séparations, des pertes ou des deuils. Comme le soulignent Marc et Picard (2000), l'importance accordée aux relations interpersonnelles est telle que la plupart des gens estiment que leur bonheur dépend pour une bonne part de la capacité à créer des liens de proximité avec d'autres personnes ; l'existence de liens affectifs, amoureux ou amicaux est considérée, par la majorité des gens, comme une des conditions essentielles au bonheur (Dubé, 1994). Cette façon de voir est corroborée par les faits : s'engager dans une relation nouvelle, par exemple devenir amoureux, nouer de nouveaux rapports amicaux, vivre la naissance d'un enfant se situent au sommet de tous ces événements heureux, alors que la rupture, le deuil, la séparation ou le divorce se classent en tête des événements les plus pénibles et les plus stressants.

L'étude des relations interpersonnelles constitue un thème central dans le domaine de la psychologie sociale, mais également dans le domaine de la psychologie du développement. C'est au sein des relations qu'il entretient avec sa mère que, pour la première fois, le moi de l'enfant affirme son entité propre. Les interactions avec l'entourage fournissent les stimulations indispensables à l'acquisition et au développement du langage. La maîtrise des pulsions, la régulation des émotions, l'intériorisation des normes de conduite, l'élaboration progressive des connaissances et des jugements, toute la vie psychique se construit au sein des relations établies avec l'entourage.

LES CARACTÉRISTIQUES DES RELATIONS INTERPERSONNELLES

De quoi parle-t-on lorsqu'il est question de relations interpersonnelles? Ce terme désigne la nature du lien qui unit deux personnes: un couple, des amies, un père et sa fille, un frère et sa sœur. Il s'agit donc des rapports et des échanges entre deux personnes, des relations dyadiques comme on les nomme, même si ces échanges et ces rapports prennent le plus souvent place dans un univers plus large.

Le domaine d'étude des relations interpersonnelles est très riche, mais en même temps très hétérogène (Marc et Picard, 2000). Certains éléments communs à toute relation interpersonnelle se dégagent toutefois, comme la réciprocité, l'interdépendance et l'intimité.

La relation est une construction commune qui dépasse les individus et ne peut se réduire aux caractéristiques de l'une ou de l'autre de ces personnes. Cette construction résulte de l'action que chacune d'entre elles a sur l'autre; chacun est à la fois l'architecte et le produit de la relation dans laquelle il est engagé. Les échanges affectent progressivement les représentations, les croyances, les attitudes et les émotions de chacun des protagonistes. La relation s'appuie sur le caractère mutuel des échanges: la réciprocité et l'interdépendance constituent les fondements de toute relation interpersonnelle.

Toute relation significative se fonde sur des rencontres régulières qui ont lieu durant une période assez longue. Cela implique qu'il y ait des contacts réguliers et des interactions relativement fréquentes. Toute relation s'inscrit dans une durée qui transcende les changements touchant chaque membre de la dyade. Les relations de couple, les amitiés et, *a fortiori*, les relations familiales impliquent une certaine stabilité; c'est ce qui les distingue des contacts éphémères et fortuits (Marc et Picard, 2000).

La notion de proximité se trouve au cœur des relations interpersonnelles. Une personne peut saluer régulièrement le concierge de l'immeuble qu'elle habite ou faire chaque jour un brin de causette avec le marchand de journaux, on n'entretient pas pour cela avec ces personnes des relations qu'on peut qualifier d'interpersonnelles. Les relations interpersonnelles se caractérisent par la proximité émotionnelle, la familiarité, l'engagement affectif et l'ouverture de soi.

La psychologie sociale aborde la question de la proximité des relations interpersonnelles selon deux perspectives qui se complètent (Collins et Repinski, 1994). La première examine le phénomène de l'extérieur; elle insiste sur l'existence d'un lien suffisamment durable entre deux personnes, s'accompagnant d'interactions fréquentes et interdépendantes dans des situations et des activités multiples et diversifiées (Kelley *et al.*, 1983). Dans cette perspective, le concept de proximité s'entend de manière quantitative, en analysant des variables comme la fréquence, la diversité et la durée des interactions. Mais on ne peut faire l'épargne de l'expérience subjective de l'intimité lorsqu'il est question de proximité interpersonnelle. Les personnes qui décrivent leurs expériences de proximité avec d'autres évoquent constamment cette notion d'intimité qui fait appel à l'absence de barrière ou de conventions et à la transparence des rapports (Blyth, Hill et Thiel, 1982). Le dévoilement de soi constitue une démarche centrale dans la création d'une relation intime ; la révélation à l'autre de ce qui relève de la sphère privée encourage l'ouverture à l'autre et les confidences concernant ses émotions et ses sentiments. Le niveau d'intimité constitue un bon indicateur du niveau de profondeur d'une relation ; d'ailleurs, la diminution de l'intimité est souvent un signe précurseur de la détérioration de la relation.

Les relations interpersonnelles varient selon le degré de proximité : les relations les plus significatives, comme les amitiés ou les relations amoureuses, se caractérisent par un haut degré d'interdépendance et d'influence mutuelle, l'attachement émotionnel est intense et le degré d'intimité profond. Mais d'autres critères peuvent guider l'analyse et la réflexion. On peut s'intéresser par exemple au caractère imposé ou volontaire des relations. Les relations familiales répondent au premier critère : on ne choisit pas ses parents ni ses frères et sœurs ; ils nous sont imposés, alors que les amis ou le partenaire amoureux font l'objet d'un choix. On peut examiner le caractère permanent ou variable des relations : cette fois encore, les relations familiales répondent au premier critère, les liens qui unissent les parents et les enfants durent toute la vie, alors que les amitiés et les amours sont plus éphémères. On peut enfin s'attacher au degré de symétrie ou d'asymétrie dans les relations. Dans le cas de deux amies, par exemple, les relations sont égalitaires et elles occupent des positions à peu près symétriques. Les relations entre parents et enfants sont asymétriques, car elles s'inscrivent dans un rapport hiérarchique : le parent doit s'occuper de l'enfant, en prendre la responsabilité, assurer sa sécurité et son développement ; l'enfant doit se conformer aux exigences parentales et respecter les règles familiales.

PROXIMITÉ, DISTANCE ET CONFLITS

Deux dimensions contradictoires, mais fondamentalement imbriquées, émergent dans toutes les formes de relations interpersonnelles : la recherche de proximité d'une part et la mise à distance d'autre part (Argyle et Henderson, 1985). La proximité éveille des sentiments d'accord et d'harmonie et engendre les plaisirs familiers de compréhension et de connivence. La distance surgit lors de divergences ou de désaccords affichés plus ou moins subtilement. Cela peut découler d'une emprise trop forte d'un des partenaires, ou exprimer la mésentente sinon la discorde. Dans tous les cas, la mise à distance entraîne des sentiments douloureux d'incompréhension, de division sinon de rejet.

Le niveau de proximité varie selon le type de relations, mais toutes les expériences de proximité ont en commun d'éveiller le plaisir et le bien-être. L'exaltation du tête-à-tête amoureux culmine sans doute parmi les joies de l'expérience de proximité. Le sentiment d'accord intime qui règne dans l'amitié est source de bien-être partagé, que cet accord soit réel ou projeté. Toute expérience de proximité, tout partage de sentiments, d'idées ou d'émotions, entraîne un plaisir immédiat et une forme de jubilation intérieure. Une idée ou une émotion partagée, même avec un inconnu, engendre une entente fugitive qui s'exprime par l'échange de sourires ou de commentaires joyeux. D'où vient ce plaisir ? La théorie de l'attachement met l'accent sur la sécurité que procure la proximité, particulièrement quand les individus sont en situation de détresse. La proximité interpersonnelle réactiverait chez l'adulte l'expérience primitive du bébé qui, placé en situation d'insécurité, a vu sa mère accourir pour le prendre dans ses bras et le rassurer. Il y a sans doute des affects de cet ordre qui président aux plaisirs des relations inter-personnelles : la conviction intime d'être accepté, l'assurance de pouvoir compter sur l'autre et d'être compris. Mais il y a plus car, de toute évidence, nous nous portons vers les autres en l'absence de détresse pour rechercher la proximité en soi, comme source de bienfaits et de jouissance. La proximité interpersonnelle, telle que vécue par moments dans l'amitié intense et plus explicitement dans l'expérience amoureuse, suppose une réduction des bar-rières, une expérience de fusion qui exprime une aspiration ultime vers l'unité, le désir de se fondre dans l'autre et ainsi se rapprocher de soi.

Pourtant, dès que les individus interagissent, dès qu'une relation de proxi-mité s'installe, les distances se creusent, les désaccords et les désagréments surgissent. Recherche de proximité et mise à distance constituent deux dimensions fondamentalement imbriquées au sein des relations interper-sonnelles ; aucune relation n'échappe à ces forces contraires, qu'il s'agisse des relations de couple, des relations familiales ou même des relations d'ami-tié. Le plus souvent, les divergences surviennent à l'occasion de jeux de pou-voir, quand l'un des partenaires cherche à imposer à l'autre sa vision des choses. Cette affirmation de pouvoir passe quelquefois par l'expression ouverte d'autorité, mais en général elle revêt des formes plus subtiles : expres-sion d'opinions divergentes, désaccords, importance différente accordée aux paroles prononcées et aux gestes posés.

Il suffit de peu de choses pour créer des distances et plus les personnes sont proches, plus les conflits avec ces personnes risquent d'être fréquents et douloureux (Collins et Laursen, 1992). L'interdépendance entre les êtres appelle à la fois proximité et antagonisme, peines et plaisirs. Les liens les plus étroits, la relation amoureuse, l'amitié, la relation entre le parent et son enfant, ces liens sont ceux qui engendrent le plus de plaisirs dans la vie quotidienne, mais la présence inévitable de désaccords dans ces relations est une constante source de dépits et de souffrance. Une remarque jugée désobligeante blesse infiniment plus lorsqu'elle provient du partenaire amoureux que d'un voisin ou d'un collègue de travail.

LES RELATIONS INTERPERSONNELLES À L'ADOLESCENCE

L'adolescence constitue une période clé lorsqu'on examine l'évolution et la signification des relations interpersonnelles dans le cours de l'existence humaine. L'adolescence est au croisement d'un changement décisif dans la vie sociale des individus puisque cette période se caractérise par un désinvestissement progressif de la vie menée au sein de la famille au profit d'un engagement intense dans la vie relationnelle en dehors de la famille. On assiste à un double mouvement de désatellisation et de resatellisation : les parents perdent la position centrale qu'ils occupaient dans la vie de l'enfant, alors que les amis prennent une place grandissante dans la vie sociale et émotionnelle.

Ces changements dans l'univers des relations sociales s'opèrent parallèlement à d'autres changements : les transformations pubertaires et les modifications de la représentation de soi. Les changements de la puberté et la sexualisation du corps ont des répercussions majeures sur le développement social, puisqu'ils modifient les perceptions, les attentes et les réponses d'autrui et qu'ils influencent de manière significative la nature des interactions sociales. Les capacités nouvelles de réflexion sur soi et de prévision des réactions des autres constituent également des composantes importantes qui ont un impact sur la dynamique des relations avec les pairs et avec les adultes.

Le plus souvent, ces modifications prennent place dans un contexte nouveau. Le début de l'adolescence coïncide avec l'entrée à l'école secondaire, qui offre un environnement social très contrasté par rapport à l'expérience de l'école primaire. L'école secondaire présente une structure particulière qui la différencie des autres instances sociales, telles que la famille ou le groupe des amis. Lorsque l'enfant de 12 ans franchit pour la première fois le seuil de la «grande école», il est confronté à une expérience résolument nouvelle, compte tenu de la taille de l'établissement et des multiples possibilités d'interaction sociale. Le grand nombre d'élèves, leur diversification, la présence de sousgroupes et de sous-cultures adolescentes au sein des grandes écoles offrent aux nouveaux venus une multitude de possibilités de contacts et de nouvelles formes d'association. Un des aspects qui différencient l'école des autres instances sociales a trait à l'attribution de statut à travers la compétition, l'évaluation des résultats et les expériences de succès ou d'échec. Les élèves qui réussissent ont une meilleure estime de soi, alors que l'échec entraîne une auto-évaluation négative. L'école offre sans doute d'autres possibilités d'acquisition de statut comme le gain de popularité ou le succès auprès de l'autre sexe. Mais cela se réalise souvent à l'encontre des résultats scolaires, en dehors de la classe, et peut conduire à des associations moins favorables à la réussite scolaire ou à l'adaptation sociale. La diversité du corps professoral constitue une autre nouveauté de l'école secondaire ; les enseignants sont plus nombreux et assument des tâches spécialisées, ce qui rend les contacts moins fréquents et plus impersonnels. En même temps, l'élargissement du corps professoral expose l'élève à des modèles éducatifs diversifiés et à des façons variables d'exercer l'autorité, ce qui permet de différencier les figures d'autorité et de faire la distinction entre les figures d'autorité et les personnes qui l'exercent, enrichissant ainsi les contacts avec l'univers des adultes.

La plupart des adolescents disposent des ressources personnelles et des habiletés sociales nécessaires pour s'insérer adéquatement dans ce nouvel univers que constitue l'école secondaire. Pourtant, cette insertion se révèle problématique pour certains, notamment pour ceux qui vivent une série de changements simultanés. Simmons et Blyth (1987) ont constaté que l'accumulation de changements est porteuse de stress et rend moins apte à faire face aux transitions normales de l'adolescence, particulièrement au début de l'adolescence. Ils séparent en outre ce qu'ils appellent les changements « normatifs » de l'adolescence, qui font partie des événements auxquels on s'attend, comme l'entrée à l'école secondaire ou l'arrivée des premières menstruations, des changements inattendus, qui affectent l'organisation de la vie quotidienne : divorce des parents, déménagements ou perte de contact avec les amis. Ces auteurs ont observé que lorsque l'entrée à l'école secondaire coïncide avec d'autres changements, particulièrement ces événements « non normatifs », la réussite scolaire ou le développement de l'estime de soi s'en trouvent entravés.

LA CONSTRUCTION DE SON PROPRE UNIVERS SOCIAL

Comme la recherche l'a clairement démontré au cours des dernières années, des événements importants marquent la vie sociale des enfants, le choix des amis ne se fait pas au hasard et la qualité des relations établies avec les amis durant l'enfance détermine le développement ultérieur. Cependant, durant l'enfance, le choix des amis s'opère en fonction de critères géographiques : la garderie, le voisinage immédiat, l'école ou le camp de vacances. Une fois le camp terminé, lorsqu'on change de classe ou qu'un ami déménage, le plus souvent on se perd de vue. Par ailleurs, les parents peuvent surveiller les fréquentations de leurs enfants ; ils peuvent empêcher que leur enfant n'aille au parc local, considéré comme « mal fréquenté » ou refuser que tel enfant vienne à la maison. Mais à l'adolescence, les parents perdent une bonne partie de ce contrôle, car les rencontres avec les amis se déroulent en dehors de leur zone d'influence, à la sortie de l'école, dans le métro, au centre commercial ou dans les lieux de loisir.

L'adolescence constitue un moment capital dans le développement social puisque, pour la première fois, les individus participent activement à la construction de leur propre univers social en s'associant à des pairs qui partagent un certain nombre de dimensions importantes caractérisant un style de vie particulier. L'univers social s'élargit et se diversifie ; chacun cherche à s'insérer dans un groupe pour se trouver une place et acquérir une forme de reconnaissance et de statut. Pour beaucoup, cette insertion sera le fruit d'une sélection et d'une association volontaire avec d'autres adolescents qui partagent des valeurs et une culture communes. Pour d'autres, l'environnement social devient source d'exclusion et de rejet. Le rejet social est le plus souvent la conséquence de certaines inhabiletés personnelles, mais peut trouver son origine au sein d'établissements comme l'école ou le centre de loisirs. Dans les deux cas, l'exclusion sociale risque d'être une source de marginalisation et de déviance. Cairns *et al.* (1988) se sont intéressés à ces adolescents qui se retrouvent isolés, en marge des groupes qui se sont constitués spontanément, après quelques semaines seulement, lors de l'entrée dans la nouvelle école secondaire. Ils ont constaté que ces jeunes ont tendance à s'associer à d'autres qui vivent eux aussi des expériences de rejet, souvent des élèves plus âgés, et que ces groupes commettent plus fréquemment des actes déviants : « sécher » les cours, commettre de petits vols à l'étalage, consommer de la drogue.

SOCIALISATION ET INDIVIDUATION

L'expérience humaine s'appuie sur un curieux paradoxe : nous sommes à la fois des êtres sociaux, fondamentalement liés aux autres d'une multitude de manières, et des individualités singulières, puisque, ultimement, chacun se retrouve seul au monde. Le développement humain impose ainsi un double impératif : engager des relations avec autrui et participer à la vie collective, affirmer son individualité et se différencier des autres. Ce double mouvement d'attachement et de séparation commence dès la naissance et imprègne toute la vie. À aucun moment cependant, la tension entre ces deux exigences contradictoires ne se révèle aussi pressante qu'à l'adolescence. S'insérer dans un groupe, se faire des amis et s'engager dans le jeu des relations intimes, voilà autant d'exigences développementales de l'adolescence. Mais c'est aussi le temps de forger sa propre identité, de devenir quelqu'un pour soi et pour autrui. Affirmer son autonomie constitue un signe majeur de l'accès à la maturité adulte. Ces deux réalités apparemment contradictoires constituent les deux versants de la croissance. Le cours du développement indique en effet que socialisation et individuation sont intimement liées, car c'est au sein des relations significatives établies avec autrui que les personnes affirment leur individualité.

La littérature psychologique offre diverses définitions du concept de socialisation, mais toutes font référence à l'insertion de l'individu dans les diverses sphères qui composent son environnement social. Il s'agit toujours de tisser des relations avec les autres et de s'insérer dans des groupes et des institutions afin d'assimiler progressivement les normes, les valeurs et les codes sociaux qui permettront à l'individu de se conformer aux exigences de la vie sociale. La seconde fonction du développement social concerne la formation de l'individuation, c'est-à-dire l'affirmation de la conception de soi et l'aménagement d'une «niche» ou d'une place particulière dans l'environnement social.

Socialisation et individuation se manifestent durant toute la vie, mais certaines étapes se révèlent particulièrement cruciales et l'adolescence constitue un de ces moments clés. La modification des relations qui marque cette période s'opère parallèlement à une évolution de la représentation des autres et de soi. La construction de l'identité, qui constitue une des tâches centrales de l'adolescence, fait appel à un rapport à soi permettant à l'individu de se définir et de se situer à l'égard d'autrui, à travers une série d'enjeux fondamentaux, comme le choix d'une carrière, les relations interpersonnelles, la sexualité, les croyances et les valeurs. Autrui est toujours présent dans la construction de l'identité, la connaissance de soi s'élabore au sein d'une dynamique d'interaction ; la construction de soi, l'affirmation de soi et les relations avec autrui sont toujours intrinsèquement liées. Le soi est «relationnel» et toute description de soi passe nécessairement par le rapport aux autres, qu'il s'agisse de ressemblance et d'identification ou de différence et de discrimination (Bariaud, 1999).

LES CONFLITS INTERPERSONNELS À L'ADOLESCENCE

Aborder la question du conflit en psychologie est une démarche à la fois fascinante et troublante. La notion de conflit se trouve au centre de la plupart des théories psychologiques, et plus particulièrement des théories du développement. Freud conçoit le développement du moi comme le produit de la confrontation entre forces antagonistes : les pulsions libidinales d'une part, les contraintes du surmoi d'autre part. Dans une perspective différente, Piaget place également le conflit au centre de son modèle de développement cognitif. Ce que Piaget nomme «conflit cognitif» surgit lorsque l'enfant est confronté à ses propres contradictions et qu'il déclare, par exemple, qu'il y a davantage de liquide dans un vase mince et allongé que dans un vase plat, tandis que, lorsqu'on transvase le liquide dans le premier contenant, il constate que le volume est identique. Ce conflit cognitif sera le moteur qui lui permettra de passer au stade de développement suivant. Dans ces deux perspectives, le conflit est conçu comme une force vitale, créatrice de mouvement et de progrès.

Le terme de conflit évoque pourtant un autre sens, celui d'une confrontation désagréable avec d'autres personnes. On souligne souvent le caractère positif du conflit qui rend possible la négociation et la confrontation de points de vue différents, mais il faut reconnaître que le conflit est très rarement ressenti comme tel (Marc et Picard, 2000).

Il n'est pas simple de convenir d'une définition satisfaisante du conflit, pouvant fournir une information fiable, notamment dans le domaine de la recherche. Les conflits surgissent lorsque le comportement d'un membre d'une dyade entre en contradiction avec les objectifs, les attentes ou les désirs d'une autre personne; cette opposition engendre des perturbations au niveau des interactions et au niveau des émotions (Kelley *et al.*, 1983). Le terme de conflit renvoie à l'expression explicite de désaccords ou de désagréments au moyen de mots plus ou moins hostiles, entraînant des effets négatifs sur le plan émotionnel : tristesse, frustration, rage et colère.

Pour Laursen et Collins (1994), les conflits interpersonnels se déroulent selon un scénario, comme dans une nouvelle ou une pièce de théâtre. Il y a des acteurs, un protagoniste qui initie le conflit autour d'une question quelconque, et un antagoniste, qui réagit négativement à ce qu'il perçoit comme une agression ou une menace, et il y a des séquences prévisibles comme autant d'actes de la pièce. L'exposé du thème ou du motif de la discorde constitue le prologue. Le thème est souvent familier aux acteurs, même si les sources de divergences sont diverses et imprévisibles. Survient une forme de complication caractérisée par l'accentuation des sources de divergence, la formulation des reproches et l'attribution d'intentions malveillantes. Cela entraîne une escalade dramatique des propos et des émotions, qui atteint un sommet, bientôt suivi d'une rupture des affrontements et d'une réduction des tensions lors du dénouement.

Les adolescents déclarent connaître, en moyenne, au moins un conflit par jour dans leurs relations interpersonnelles (Laursen, 1989). Les conflits avec la fratrie arrivent en tête, suivis des conflits avec la mère, le partenaire amoureux, le père ou les amis (Laursen, 1989). Les conflits sont plus fréquents et plus intenses au sein de la famille qu'à l'extérieur du milieu familial. La vie familiale représente un lieu propice à l'émergence des conflits car elle rassemble nombre d'ingrédients propices à la confrontation : la proximité physique, le long terme et le partage d'un territoire commun (Montemayor et Hanson, 1985). Les réalités développementales propres à l'adolescence, comme l'affirmation de l'autonomie et l'engagement dans une vie relationnelle extrafamiliale, constituent d'autres sources inévitables de discussions et de controverses avec les parents (Steinberg, 1991).

Le tableau qui se dégage de la recherche concernant l'évolution des conflits durant l'adolescence est contradictoire. Cela s'explique par les problèmes de définition et de mesure soulevés plus haut, mais également par les données contradictoires que fournissent les travaux de recherche. La plupart des auteurs observent une augmentation des conflits avec les parents à la préadolescence. Steinberg (1987) associe ce phénomène à l'émergence de la puberté et considère que c'est la maturité pubertaire plus que l'âge chronologique qui est liée à l'émergence des conflits. D'autres auteurs, comme Simmons et Blyth (1987) ou Offer et Offer (1975), lient cette émergence des conflits aux réalités psychosociales propres à l'adolescence : changement d'école, hausse des exigences scolaires, fréquentation des amis en dehors de la maison, consommation de cigarettes, d'alcool ou de drogues. Quant aux relations avec la fratrie, on observe également une augmentation des conflits durant la préadolescence, suivie d'une décroissance (Claes, 1998). Le nombre de conflits avec les amis est réduit et ce nombre resterait stable durant l'enfance et l'adolescence (Raffaelli, 1992). À la différence des relations familiales, qui sont imposées, les amis font l'objet d'un choix et, en cas de désaccord, la rupture peut être envisagée ; cela limite apparemment les sources de conflits. Lorsqu'on les interroge sur leurs relations d'amitié, les adolescents déclarent que les conflits avec les amis sont peu fréquents et peu intenses. Pourtant, Laursen et Collins (1994) constatent, en observant les échanges dans des groupes d'amis, la présence d'antagonismes, de confrontations et de provocations qui blessent ceux qui en font l'objet. Ces discordes seraient minimisées par les adolescents, qui veulent ainsi protéger une relation extrêmement précieuse dans leur vie interpersonnelle. Quant aux relations avec le partenaire amoureux, on constate une augmentation progressive des conflits avec l'âge, ce qui s'expliquerait par l'intensité croissante de l'investissement émotionnel dans ce type de relation (Furman, 1989).

Le thème de la résolution des conflits à l'adolescence soulève un débat intéressant, car l'accès à la maturité interpersonnelle n'implique pas l'abolition des conflits — aucune relation humaine n'est exempte de conflits —, mais plutôt la capacité de résoudre les conflits de façon non destructive. Cela met en jeu des ressources cognitives, comme la capacité d'adopter le point de vue d'autrui, mais également la maîtrise de certaines émotions négatives, comme la frustration, la colère et l'impulsivité.

La résolution des conflits fait appel aux actions entreprises en vue de mettre fin aux oppositions et confrontations. Toutes les études montrent clairement que la plupart des conflits entre adolescents et adultes sont généralement résolus par le recours à des méthodes peu adéquates. Les conflits entre adolescents et parents se clôturent le plus souvent lorsque le parent affirme son autorité ou lorsque l'adolescent abandonne et cesse d'argumenter. Les stratégies fondées sur la négociation sont peu utilisées (Montemayor et Hanson, 1985).

Il est intéressant de noter que, lors de situations hypothétiques proposées dans les recherches, les adolescents expriment clairement leur préférence pour le compromis ou la discussion, qu'il s'agisse de conflits avec les parents ou avec les frères et sœurs, mais, en même temps, ils reconnaissent que ces modes de résolution ne sont guère employés dans la réalité (Youniss et Smollar, 1985).

Les conflits qui émergent dans les relations d'amitié offrent plus de place à la négociation et aux tentatives menées en vue de renouer les relations après une dispute ou une rupture. Ici, on observe la mise en place de stratégies plus adéquates : s'excuser, dissiper les malentendus, tenter de saisir le point de vue de l'autre. Cela traduit la volonté des adolescents de sauvegarder leurs relations d'amitié, particulièrement précieuses, et cela confirme le rôle des amitiés comme lieu d'apprentissage des habiletés sociales.

LES PERSPECTIVES THÉORIQUES

Examiner les relations interpersonnelles des adolescents et saisir l'effet de ces relations sur le développement des individus représentent des démarches qui se situent au confluent de deux disciplines de la psychologie : la psychologie sociale et la psychologie du développement. La psychologie sociale s'attache généralement à examiner des questions limitées, par exemple les représentations sociales ou l'attribution des intentions ; elle formule des théories pertinentes et soulève d'importantes questions de recherche. De son côté, la psychologie du développement a donné lieu à l'élaboration de vastes théories qui abordent l'ensemble de l'existence et proposent des conceptions globales du développement humain.

Les perspectives développées par Piaget ont inspiré une multitude de chercheurs qui travaillent actuellement dans le domaine du développement social, notamment dans le domaine du développement social à l'adolescence. Cette influence ne s'exerce pas au niveau du contenu théorique puisque Piaget a principalement centré sa réflexion sur le développement cognitif. L'influence touche plutôt la façon d'aborder les problèmes, de mettre en place des modalités expérimentales et surtout de tenter de saisir les structures profondes et les processus fondamentaux en jeu dans les phénomènes observés.

La théorie de l'apprentissage social continue d'exercer une profonde influence auprès de divers groupes de chercheurs qui examinent le développement social des adolescents. Bandura (1986) a formulé les principes de base de cette théorie selon laquelle le comportement de l'enfant est dans une large mesure façonné par son entourage, au moyen notamment de l'imitation et des renforcements que procure l'environnement. Plusieurs auteurs contemporains qui examinent divers aspects du développement social des adolescents se réclament de cette théorie. Patterson (1982), par exemple, souligne que c'est grâce aux interactions familiales que l'enfant et l'adolescent construisent progressivement leur personnalité ; la théorie qu'il propose rend compte du développement de l'agressivité chez les enfants élevés dans des milieux familiaux où règne la coercition.

Le courant biologique se distingue très nettement du précédent, car il met l'accent sur le rôle des facteurs somatiques dans l'émergence et le développement des comportements. Ce courant est très influent aujourd'hui, notamment dans le domaine de la psychopathologie et de la génétique comportementale. Des travaux de recherche concordants relèvent par exemple la présence de problèmes hormonaux et biologiques dans certains troubles tels que les conduites antisociales ou la dépression à l'adolescence. Il faut cependant éviter de conclure de façon péremptoire à l'origine biologique de certains troubles mentaux parce que la recherche indique que certains facteurs biologiques sont associés à certains troubles. Rutter (1990), qui admet le rôle majeur des facteurs biologiques dans l'émergence de certains troubles mentaux, met en garde contre les risques d'un tel déterminisme biologique en soulignant la complexité de l'interaction des facteurs somatiques, de l'environnement et des caractéristiques psychologiques. La génétique comportementale tente précisément de cerner le rôle respectif des facteurs biologiques et des facteurs liés à l'environnement dans l'émergence de certaines caractéristiques personnelles ou dans la présence de troubles mentaux.

Il faut enfin citer les théories écologiques qui s'efforcent de déterminer quels sont les effets du milieu social sur le développement des individus. Les grandes théories du développement ont examiné les changements qui marquent le cours de l'existence humaine en vue de retracer des lois universelles du développement; cependant elles négligent le plus souvent le rôle des contextes sociaux particuliers sur le cours du développement. Bronfenbrenner (1979) a traité de l'environnement social en psychologie du développement; son modèle, très complet, permet de comprendre de quelle manière les divers contextes sociaux et l'interpénétration de ces contextes affectent le cours du développement individuel. Cette conception, qui sera décrite au chapitre suivant, se révèle d'une actualité particulière lorsqu'on songe, par exemple, au rôle des conditions économiques sur le développement et à la nécessité d'adopter des actions concertées et de mobiliser les diverses instances, la famille, l'école et les pouvoirs publics, pour contrer les effets dévastateurs de la pauvreté sur la croissance des enfants et des adolescents.

2

LE RÉSEAU SOCIAL DES ADOLESCENTS

Le terme de « réseau social » désigne l'ensemble des relations interpersonnelles qu'un individu entretient avec les personnes significatives de son entourage. En psychologie, on utilise fréquemment le terme de « personnes significatives » pour nommer les personnes avec lesquelles un individu entretient des relations de proximité. Les définitions varient, mais s'agissant d'adolescents, donc d'individus en croissance, les critères proposés par Blyth (1982) paraissent judicieux : une personne significative, c'est une personne qui influence l'adolescent dans ses choix, ses décisions et ses valeurs ; une personne pour laquelle il, ou elle, ressent de l'affection et/ou qui lui manifeste de l'affection ; une personne qui lui offre du support en cas de besoin ; enfin, une personne qu'il admire et à laquelle il souhaiterait ressembler. La notion de personne significative fait donc appel à l'un ou plusieurs de ces quatre critères : 1) affection (réciproque ou non) ; 2) support ; 3) influence en tant qu'agent de socialisation ; 4) modèle d'identification.

Chacun fait appel à un nombre variable de personnes qu'il considère comme importantes sur le plan relationnel et ces relations prennent place au sein de sous-réseaux plus ou moins interreliés. Prenons le cas de Catherine, 17 ans, qui fréquente une école secondaire et réside dans sa famille. Cette famille, composée de la mère et du père, constitue un premier sous-réseau dans l'univers social de Catherine. Antoine, le frère aîné de Catherine, âgé de 24 ans, a quitté le milieu familial et cohabite avec Annie. Catherine est très attachée à son frère et à Annie ; elle fait de nombreuses visites au couple qui se rend régulièrement à la maison familiale. Cela constitue un deuxième réseau. Catherine fréquente la même école depuis cinq ans et elle a, dans cette école, un groupe d'amis qui se rencontrent quotidiennement ; ce groupe comprend trois filles, Véronique, Nathalie et Delphine, ainsi que le copain actuel de Catherine, Sébastien. Depuis plusieurs années, Catherine est membre d'une équipe de volley-ball ; Nadine, Leila et Lucie, qui font partie de cette équipe depuis près de quatre ans, sont des amies proches. Catherine considère que Nadine est sa meilleure amie ; c'est Nadine qui l'a amenée à s'inscrire au groupe de ballet-jazz, où Catherine s'est liée d'amitié avec Geneviève et Caroline. Depuis un an, Catherine travaille durant les fins de semaine à la boulangerie *La baguette dorée* où elle a noué des liens d'amitié avec Danielle et son copain Alex. Catherine est très attachée à sa grand-mère maternelle, qu'elle rencontre chaque semaine. L'oncle Gérard, le frère du père de Catherine, fréquente régulièrement la famille et Catherine entretient une relation privilégiée avec lui. Catherine entretient également des liens privilégiés avec Linda qui dirige les groupes de ballet-jazz. Elle la rencontre régulièrement en dehors des activités du groupe ; elle estime enfin que Lucien, le père de Nadine, sa meilleure amie, constitue pour elle une personne significative.

La figure 1 représente la « cartographie » du réseau social de Catherine et offre une illustration graphique de l'ensemble de ses relations interpersonnelles. Toutes les personnes significatives ont été énumérées et regroupées selon divers sous-réseaux : le réseau familial, le réseau des pairs et les réseaux des adultes apparentés et non apparentés. Ceci permet d'évaluer divers éléments, comme la taille du réseau, sa densité et son homogénéité.

La taille est définie par le nombre total de personnes significatives dans le réseau social. Certains adolescents disposent d'un grand nombre de personnes de ce type dans leur entourage, leur réseau social est donc étendu, d'autres n'ont qu'un réseau réduit. Dans le cas de Catherine, on constate que son réseau est à la fois étendu et diversifié. En effet, on peut nommer 19 personnes significatives, dont 13 femmes et 6 hommes. Ce réseau comprend surtout des pairs du même âge, mais on compte six adultes appartenant à

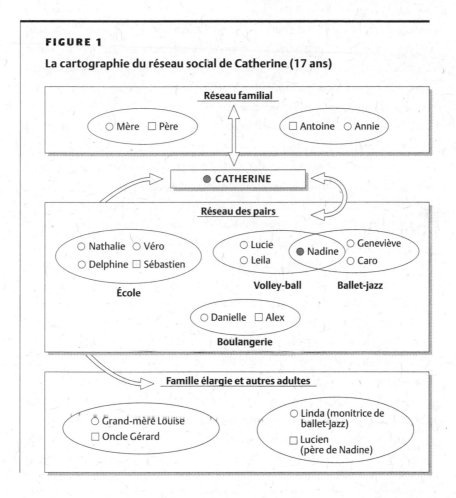

FIGURE 1

La cartographie du réseau social de Catherine (17 ans)

deux générations. Plusieurs milieux de vie sont représentés : la famille, l'école, le sport, la danse et le milieu de travail.

La notion de densité du réseau constitue un autre indice important, car il renvoie aux rapports qui relient les personnes appartenant à plusieurs sous-réseaux ; on peut ainsi évaluer dans quelle mesure les membres se connaissent et interagissent les uns avec les autres.

On constate que ce réseau est relativement dense puisque nombre de personnes se connaissent et se fréquentent. C'est le cas évidemment de la famille élargie et du couple que forment Antoine et Annie. Plusieurs amies de Catherine, fréquentant la maison familiale, connaissent ses parents et s'entretiennent avec eux lorsqu'ils les rencontrent. Nadine et Catherine se connaissent depuis la maternelle et Nadine fréquente la famille depuis cette époque. Lucie et Leila connaissent bien, elles aussi, les parents de Catherine, qui se chargent, avec d'autres parents, de véhiculer les filles lors des matchs de volley-ball. Nadine est une personne clé dans ce jeu de relations entre les sous-groupes, c'est elle qui a amené Catherine à fréquenter le ballet-jazz, elle connaît et fréquente Sébastien et d'autres amies de l'école, comme Delphine et Nathalie.

La notion de recouvrement des sous-réseaux est proche de celle de densité et fait appel à l'interpénétration des sous-réseaux. La figure 2 illustre ce principe de recouvrement dans le cas de Catherine. On constate que, mis à part le groupe des amis qui travaillent à la boulangerie, tous les sous-réseaux se recouvrent d'une manière plus ou moins importante. Dans d'autres cas, l'univers familial et l'univers des amis sont totalement séparés et n'entretiennent aucun contact.

C'est le cas du réseau social de François, garçon de 16 ans, qui a commis divers délits et a déjà eu des démêlés avec la police et le tribunal de la jeunesse (figure 3). Plusieurs amis de François sont des délinquants notoires ; sa mère a expulsé certains amis de la maison familiale et refuse que son fils conserve des contacts avec eux. L'univers familial et celui des pairs sont totalement séparés. Ce modèle se retrouve souvent chez les adolescents délinquants : les parents perçoivent les amis comme menaçants et les adolescents évitent que ces univers antagonistes se rencontrent. François fréquente une polyvalente et est inscrit à un club de karaté, mais ces univers sont totalement séparés :

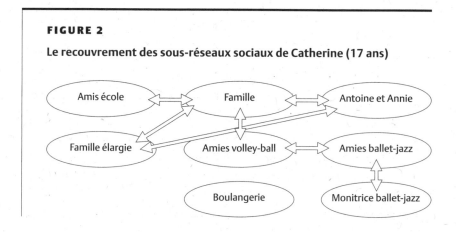

FIGURE 2

Le recouvrement des sous-réseaux sociaux de Catherine (17 ans)

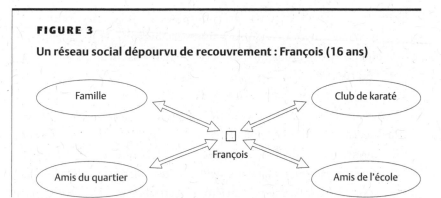

FIGURE 3

Un réseau social dépourvu de recouvrement : François (16 ans)

aucun ami du quartier ne fréquente le club et ses amis d'école ne fréquentent·
pas les jeunes des autres groupes.

On voit, à travers ces exemples, l'intérêt qu'il y a à étudier le réseau social.
En examinant tous les rapports qui relient l'adolescent et les personnes significatives de l'environnement, on cherche à saisir le jeu des forces sociales qui
modèlent les comportements et structurent progressivement le développement des êtres humains. Cette façon de voir est fidèle aux idées de Vygotsky
(1978) qui considère que le développement humain est la résultante de l'engagement de l'individu en croissance dans des activités partagées avec les personnes
significatives de son environnement social. Dans les travaux qui adoptent une
telle approche, on considère que les multiples relations qu'un individu entretient avec des personnes significatives constituent une sorte de « capital social »,
autrement dit, cet individu dispose dans son environnement de ressources qui
lui serviront de guide et de modèle et le soutiendront dans son développement ou l'aideront en cas de difficulté (Epstein, 1983).

Imaginons que Catherine connaisse un sérieux problème de dépression
au point que sa vie scolaire, sa vie sociale et son avenir professionnel en
soient menacés. On peut penser que les chances de succès d'une intervention
s'en trouveront multipliées si les personnes de son entourage se mobilisent
et agissent conjointement. Cette action conjointe pourra être menée si les
personnes appartenant aux sous-réseaux entretiennent des liens directs : la
famille peut contacter les amis et ensemble ils peuvent convenir d'une action
commune. Les notions de densité du réseau social et de recouvrement des
sous-réseaux s'avèrent donc cruciales. C'est sur ces principes que s'appuient

ce qu'on nomme justement des interventions par réseau, qui se révèlent particulièrement adéquates lorsqu'on examine certaines formes d'inadaptation sociale ou encore des problèmes de santé mentale tels qu'alcoolisme, toxicomanie ou risques suicidaires.

Les études indiquent que plus que la taille du réseau de support, c'est la satisfaction exprimée à l'égard de ce réseau qui présente un lien avec des indices comme le bien-être ou la santé mentale. Ce n'est donc pas le nombre de personnes entourant un individu qui compte, mais l'idée que cet individu se fait de la qualité des rapports qu'il entretient avec ces personnes, même si elles sont peu nombreuses. Sarason *et al.* (1983) ont constaté que le bien-être psychologique des adolescents était davantage relié à la satisfaction que les adolescents exprimaient à l'égard de la qualité du support perçu qu'au nombre de personnes auxquelles ils pouvaient faire appel en cas de difficulté. De même, Meehan, Durlak et Bryant (1993) ont observé de fortes corrélations entre la satisfaction à l'égard du support accordé par l'entourage et divers indices de santé mentale, plus qu'entre le nombre de personnes définies comme «offrant du support» et ces mêmes indices de santé mentale.

LA STRUCTURE DU RÉSEAU SOCIAL

On peut aborder le réseau social des adolescents de plusieurs façons. Blyth (1982) propose de le subdiviser en quatre sous-réseaux plus ou moins reliés : la famille (père, mère et fratrie), les pairs (amis, amis intimes, partenaire), la famille élargie (grands-parents, oncles, tantes, cousines, beaux-frères, etc.) et les autres adultes significatifs (professeurs, animateurs de sports, voisins, etc.). Cette approche tient compte à la fois de la cohérence des interactions, des jeux d'influence et des rôles qui s'imposent dans chaque sous-réseau; elle tient compte également de la fréquence variable des contacts. Les relations parentales sont régies par des codes et des rôles particuliers, foncièrement différents du cadre qui régit les relations entre pairs. Il en va de même en ce qui concerne les relations avec les membres de la famille éloignée ou les adultes non apparentés. Les contacts sont quotidiens dans les deux premiers cas, ils sont plus espacés dans le cas des adultes ou des membres de la famille élargie.

Les travaux qui analysent le réseau social des adolescents adoptent généralement une approche descriptive et recourent le plus souvent à des entrevues ou à des questionnaires détaillés. L'objectif consiste à dénombrer les personnes significatives dans les divers sous-réseaux afin de comprendre la structure de l'univers social des adolescents. Ces travaux abordent souvent d'autres thèmes communs comme la fréquence et la durée des contacts, le type de support accordé et le niveau de recouvrement des divers sous-réseaux.

Les auteurs qui ont examiné le réseau social des adolescents soulignent tous la richesse et la diversité de cet univers (Blyth, 1982; Bö, 1989). Les chiffres varient selon les définitions et les méthodes utilisées. En moyenne, les adolescents désignent de 15 à 25 personnes significatives dans leur univers social, mais les chiffres varient beaucoup selon les individus.

Le réseau social des adolescents est principalement composé de pairs du même âge. Blyth (1982), qui a mené les recherches les plus approfondies sur la question constate qu'un tiers des personnes significatives nommées par les adolescents sont des pairs du même sexe; ce chiffre atteint 40 % si on tient compte des pairs de l'autre sexe et près de 60 % si on prend en considération les frères et sœurs et les autres membres de la famille, comme les cousins et les cousines, c'est-à-dire les personnes d'âge comparable. L'importance centrale des amis dans l'univers social et relationnel des adolescents a été soulignée à de multiples reprises. Les amis remplissent des fonctions de proximité et d'intimité, ce sont les interlocuteurs privilégiés lorsqu'il s'agit de faire des confidences sur des sujets peu divulgués auprès des parents tels que la sexualité ou les conduites plus ou moins déviantes, entre autres la consommation d'alcool et de drogue (Youniss et Smollar, 1985; Claes, 1998).

Les parents sont de loin les adultes le plus souvent cités comme personnes significatives. La mère est nommée par plus de 95 % des adolescents lorsqu'ils énumèrent les personnes importantes dans leur vie (Galbo, 1983). De nombreuses études ont mis en évidence la place privilégiée qu'occupe la mère au sein de la famille (Noller et Callan, 1990). Les contacts avec la mère sont les plus fréquents et les plus longs, les conversations plus intimes qu'avec les autres membres de la famille; de plus, la mère est en général considérée comme la personne la plus proche dans la famille, tant par les garçons que par les filles (Claes, 1998).

Le statut du père paraît plus problématique : près de 20 % des adolescents ne nomment pas le père lorsqu'il s'agit de désigner les personnes importantes et ce pourcentage est particulièrement élevé dans les familles marquées par le divorce (Hetherington et Clingempeel, 1992). Le faible niveau de proximité avec le père a été également révélé par la recherche (Youniss et Smollar, 1985). Au sein de la famille nucléaire, le père occupe presque toujours la position la plus faible parmi les divers indicateurs de proximité : on passe moins de temps avec lui, le degré d'intimité des conversations et le nombre d'activités communes est réduit. Le nombre d'adolescents qui citent le père comme la personne la plus proche chute dramatiquement du début à la fin de l'adolescence (Claes, 1998). Shulman et Klein (1993) sont d'avis que le faible niveau d'implication du père durant l'adolescence assume une fonction développementale, car cela favoriserait l'individuation, mais d'autres auteurs, tels Youniss et Smollar (1985), mettent en cause la rigidité paternelle. Alors que les mères adoptent progressivement avec leurs enfants des relations de personne à personne, les pères continuent à exercer leur autorité de façon plus rigide et s'excluent ainsi du jeu des relations interpersonnelles.

Les membres de la famille élargie, grands-parents, oncles et tantes, cousins et cousines, sont les personnes significatives les plus fréquemment citées après les pairs, les parents et la fratrie (Blyth, 1982 ; Tyszkowa, 1993). La majorité des adolescents désignent un adulte non apparenté comme personne significative dans leur réseau social. Blyth, Hill et Thiel (1982) constatent que 75 % des adolescents américains nomment au moins un membre de la famille élargie parmi les personnes auxquelles ils sont attachés, qui les influencent ou qu'ils admirent. Ces observations rejoignent celles de Hendry (1992), en Angleterre, et de Bö (1989), en Norvège. Dans ces deux pays européens, lorsqu'on demande aux adolescents de citer des personnes significatives ou des personnes qui ont une influence sur leur vie, une majorité d'entre eux nomment des adultes apparentés, grands-parents, oncles et tantes.

Le nombre d'adultes significatifs non apparentés est relativement faible, les adolescents ne citent en moyenne qu'une seule personne de ce type (Scales et Gibbons, 1996). Le plus souvent, il s'agit de dirigeants de mouvements de jeunesse, d'entraîneurs sportifs ou de parents d'amis. Les professeurs sont rarement désignés comme personnes significatives : un adolescent sur quatre nomme un professeur.

L'APPROCHE ÉCOLOGIQUE DU RÉSEAU SOCIAL

L'approche descriptive cherche à saisir la structure des divers réseaux et à cerner l'influence des personnes sur l'individu. Ce procédé n'offre toutefois pas de perspective qui puisse rendre compte de l'organisation des divers éléments du réseau social d'une manière globale et dynamique. L'approche écologique développée par Bronfenbrenner (1979) permet en revanche de mieux saisir la complexité des rapports qui relient les diverses instances sociales et de voir comment les interactions avec les diverses structures sociales affectent le cours du développement humain. Le terme d'«approche écologique du développement humain», proposé par Bronfenbrenner, renvoie à l'idée que tout être humain se développe au sein d'un environnement social particulier et que cet environnement entraîne des effets repérables sur la croissance des individus.

Bronfenbrenner conçoit l'environnement social comme une série de structures successives emboîtées les unes dans les autres, à la manière des poupées russes (Bronfenbrenner, 1979). La figure 4 rapporte le jeu de ces diverses structures : les cercles représentent les diverses entités sociales et les flèches le jeu des influences.

Bronfenbrenner considère que la relation entre les parents et l'enfant constitue l'unité de base de toute structure sociale. Cette dyade s'inscrit très intimement à l'intérieur de la famille nucléaire, mais également au sein d'autres structures sociales, qui peuvent comprendre aussi des membres de la famille élargie, des voisins ou des amis, bref toutes les personnes avec lesquelles la dyade parent-enfant interagit régulièrement, dans une relation de personne à personne. L'ensemble de ces interactions constitue ce que Bronfenbrenner appelle un *microsystème,* c'est-à-dire un ensemble de relations, de rôles et d'actions qui prennent place au sein d'un univers matériel et physique particulier.

Les microsystèmes logent au sein de *mésosystèmes.* Il s'agit de la rencontre et des interrelations qu'entretiennent entre eux deux ou plusieurs microsystèmes, la famille ou l'école par exemple. S'agissant d'adolescents, on pense tout particulièrement à la rencontre de la famille et du groupe des pairs. On peut concevoir que ces deux microsystèmes se complètent et se rejoignent, car parents et amis partagent globalement les mêmes valeurs et les mêmes aspirations dans le domaine scolaire. Mais on peut aisément imaginer un autre cas de figure dans lequel, au contraire, la famille et les amis s'opposent sur de multiples plans et se distancient. Dans le premier cas, les forces s'additionnent et offrent une cohérence favorable au développement ; dans le second cas, les discordances créent des sources de tensions et des contradictions dans le domaine des valeurs ou des perspectives d'avenir.

FIGURE 4

Les différents systèmes sociaux

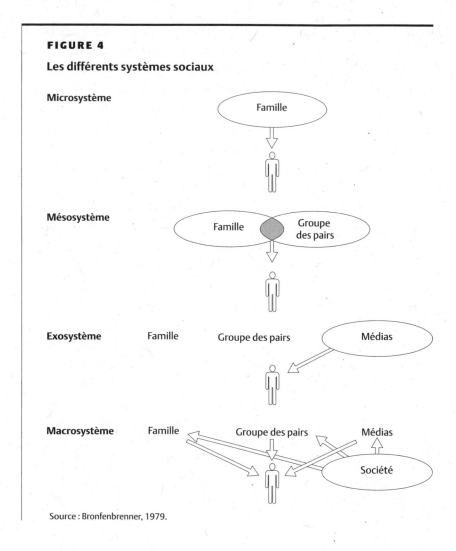

Source : Bronfenbrenner, 1979.

Ces mesosystèmes sont à leur tour soumis à l'influence de systèmes plus vastes : les *exosystèmes*. Ces derniers n'agissent pas de façon directe sur l'individu en croissance, leur action s'exerce plutôt de façon indirecte sur les sous-systèmes. Il peut s'agir du lieu de travail des parents, des services communautaires ou encore des médias. Le cas des médias est éclairant quand on songe aux adolescents qui adhèrent à une sous-culture musicale telle que le rap ou le heavy metal qui, à travers les disques, les radios et les journaux spécialisés, véhicule des thèmes comme la violence ou la consommation de drogue. On peut penser que ce type de musique et cette sous-culture influence celui qui y adhère, mais le débat reste ouvert (Lacourse, Claes et Villeneuve, 2001). Ces discours risquent fort d'entrer en contradiction avec certaines valeurs familiales et de faire l'objet de discussions, de conflits et de confrontations. Généralement, c'est la tension qui domine.

Finalement, les sous-systèmes qui viennent d'être décrits s'incrivent tous dans les *macrosystèmes* qui les englobent. Il s'agit des idéologies, des croyances ou, plus globalement, de la culture dominante d'une société donnée. Qu'on songe ici aux sociétés industrielles et à l'importance accordée dans ces sociétés à la possession de biens matériels et à l'influence des modèles de réussite sur l'individu en croissance, qu'il s'agisse des sources de prestige ou de l'organisation des étapes de la vie. On peut penser aussi à la place réservée à l'éducation dans une société donnée ou au rôle des diverses institutions sociales qui encadrent l'enfance et la jeunesse. On peut examiner, par exemple, la mise en place de programmes d'aide auprès des familles économiquement démunies, particulièrement des familles monoparentales. Ces programmes peuvent avoir d'importantes répercussions sociales puisqu'ils visent à resserrer les liens entre la mère et l'enfant qui constituent le noyau de base de tout l'édifice social.

Bronfenbrenner propose une vision large qui examine le rôle de divers contextes sociaux et l'articulation de ces divers contextes au sein de l'ensemble de la société. Cette réflexion permet de saisir de quelle façon l'être humain en croissance s'insère dans les multiples rouages du système social contemporain et comment les interactions avec le système social affectent le cours du développement. Cette théorie n'est pas sans soulever d'importantes réserves et le caractère opérationnel de plusieurs concepts a été mis en cause. Les liens qu'on établit entre les divers microsystèmes, par exemple entre la famille et le groupe des pairs, paraissent souvent assez obscurs ; il en va de même pour la diversité des rôles sociaux qu'un individu peut exercer ou pour la force relative des diverses composantes des sous-systèmes (Thomas, 1992). Comme le souligne Durkin (1995), le principal intérêt théorique du modèle développé par Bronfenbrenner est d'offrir une réflexion sur la nature des systèmes sociaux et sur l'influence des divers niveaux de l'organisation sociales sur le développement de l'individu. Bronfenbrenner tient aussi compte de la réalité du monde contemporain et offre l'immense mérite de soulever des questions majeures comme celle du rôle des conditions économiques sur le développement.

DEUX AXES MAJEURS DANS LE DÉVELOPPEMENT : LES RELATIONS AVEC LES PARENTS ET AVEC LES PAIRS

Deux types de relations s'imposent dans l'univers des réseaux d'adolescence, que l'on s'attache à la fréquence des contacts ou à l'importance que ces relations revêtent dans le développement : les relations avec les parents et les relations avec les pairs. Hartup (1989) a proposé un modèle qui situe ces relations selon deux axes. Le premier axe, vertical, représente les relations entre les parents et l'enfant. Il renvoie au fait que les relations sont hiérarchiques, marquées par les obligations et l'attribution de certains rôles. Les relations familiales sont imposées, le parent doit assumer la responsabilité de l'enfant, répondre à ses besoins, c'est le parent qui décide des règles et qui exerce l'autorité ; il revient à l'enfant de se conformer à cette autorité parentale. Ce type de relation se caractérise par l'asymétrie des compétences et des pouvoirs (Youniss et Smollar, 1985). Les relations parents/enfants, dominées par l'attachement et le contrôle, assument des fonctions vitales dans le développement : l'attachement garantit la sécurité émotionnelle, permet à l'enfant d'explorer librement et d'élargir progressivement son univers, le contrôle favorise la socialisation, l'intériorisation des règles et des codes de conduite.

Le second axe, horizontal, relève des relations avec les pairs : les relations sont caractérisées par la réciprocité des échanges et des attentes. Les relations

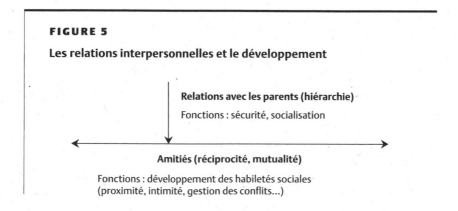

FIGURE 5

Les relations interpersonnelles et le développement

Relations avec les parents (hiérarchie)

Fonctions : sécurité, socialisation

Amitiés (réciprocité, mutualité)

Fonctions : développement des habiletés sociales
(proximité, intimité, gestion des conflits...)

d'amitié sont volontaires, l'interdépendance est la règle dominante, puisque chacun peut rompre une relation jugée inéquitable (Hartup et Laursen, 1991). Ces relations s'avèrent également vitales dans le développement, puisqu'elles assument des fonctions spécifiques qui ne relèvent pas des relations parentales, notamment l'acquisition des habiletés qui régissent les liens de proximité, comme les amitiés ou les relations amoureuses : la capacité d'entrer en relation avec les autres, l'engagement dans des relations de proximité et d'intimité, de même que la gestion des conflits interpersonnels.

Ces deux relations sont fondamentales et complémentaires. L'une ne peut compenser les lacunes de l'autre. Dans les recherches portant sur l'adolescence, on a longuement considéré la famille et le groupe des pairs comme des réalités antagonistes et les modèles qui ont tenté de rendre compte des rapports entre ces deux univers ont le plus souvent mis l'accent sur les oppositions et les différences. Cette façon de voir n'est pas conforme à la réalité : en effet, ces deux instances sont intimement imbriquées et les rapports entre la famille et le groupe des pairs sont définis aujourd'hui en termes de continuité et d'influence mutuelle plutôt qu'en terme d'opposition et de conflits (Cooper et Cooper, 1992).

Pour Collins et Luebker (1994), la question de la régulation des relations familales au cours de l'adolescence se définit par une constante négociation des droits et des devoirs. Ce modèle intègre les relations avec les pairs et les relations familiales : d'une part, les pairs alimentent une revendication constante d'indépendance et l'octroi de pouvoirs, d'autre part, les parents réévaluent périodiquement leur système de droits et d'obligations, favorisant ainsi l'autonomie progressive et la prise en charge des décisions personnelles.

Catron et Winnykamen (1999) relèvent plusieurs études qui confirment l'existence de liens entre la qualité des relations avec les parents et la qualité des relations avec les pairs. Les enfants et les adolescents qui entretiennent des relations parentales affectueuses et sécuritaires se font plus facilement des amis, ont des interactions plus nombreuses avec les pairs et des relations mieux adaptées avec les adultes. En revanche, ceux dont les parents ont eu recours à des pratiques éducatives défaillantes éprouvent plus de problèmes dans les relations amicales et sont plus souvent rejetés par les pairs (Patterson et Bank, 1990). Catron et Winnykamen (1999) estiment qu'il faut prendre en compte les pratiques éducatives des parents pour comprendre l'intériorisation précoce des mécanismes de régulation qui régissent les relations avec les autres. L'enfant apprend également, toujours au contact des parents, d'autres modalités d'interaction, comme la maîtrise de l'agressivité et de l'impulsivité, de même que la régulation des émotions, ce qui lui permettra, comme enfant et comme adolescent, d'entrer en contact avec ses pairs et de nouer avec eux des relations satisfaisantes et gratifiantes.

3

L'ATTACHEMENT ET LES RELATIONS INTERPERSONNELLES À L'ADOLESCENCE

Un lien intense et unique unit les parents et les enfants. L'attachement parental est sans aucun doute le plus puissant de tous les liens qui mettent en rapport les êtres humains : les amitiés passent, l'amour et la passion amoureuse s'estompent avec le temps, alors que l'attachement qui relie les parents et les enfants subsiste tout au long de l'existence. Les liens d'attachement se tissent très tôt, dès la naissance de l'enfant, ils se maintiennent durant toute l'existence, jusqu'à la mort des parents, et même au-delà. Mais il y a plus, car les modalités de l'attachement qui se sont mises en place durant la petite enfance vont persister au-delà de l'enfance, à l'adolescence et à l'âge adulte, elles vont modeler et structurer toutes les relations ultérieures : les relations amoureuses, les amitiés et les liens que, comme parent, la nouvelle génération nouera avec ses propres enfants.

LA THÉORIE DE L'ATTACHEMENT

C'est un psychanalyste anglais, John Bowlby, qui a formulé, au cours des années 1960, les premiers éléments de la théorie de l'attachement humain. Deux sources ont surtout alimenté sa réflexion : ses propres travaux sur les orphelins de guerre et les travaux que les spécialistes de l'éthologie avaient entrepris pour comprendre comment se construisait l'attachement chez les animaux (Tarabulsy *et al.*, 2000).

Bowlby (1969) a été frappé par le rôle crucial que jouent les relations avec des figures stables dans le développement psychologique de l'enfant en observant que, chez les orphelins de guerre, l'absence de relations avec les parents ne pouvait être compensée par les soins prodigués par des adultes au sein des orphelinats, quelle que soit la qualité de ces soins. La sécurité émotionnelle qui assure le fondement de l'appareil psychique, selon lui, se construit à partir d'une relation stable entre l'enfant et ses parents. Il s'est inspiré également des travaux de l'éthologie, et notamment des travaux célèbres de Lorenz et de Harlow qui ont observé dans de nombreuses espèces animales la présence, dès la naissance, d'une organisation comportementale ayant pour but de maintenir la proximité physique entre le petit qui vient de naître et ses parents.

Chacun a pu voir comment se comporte une chatte lorsqu'elle est séparée d'un de ses chatons. Le chaton égaré se met à pousser des cris de détresse stridents, ce qui a pour effet immédiat de causer une extrême agitation chez la mère : elle quitte la litière, abandonne les autres chatons, se met à chercher partout son petit en poussant des cris plaintifs. Lorsqu'elle repère le chaton égaré, elle le prend dans sa gueule et le ramène au bercail. La mère se met à lécher vigoureusement le chaton, qui cesse bientôt de gémir pour se mettre à téter et retrouver le calme.

On voit à travers cet exemple qui peut être reproduit cent fois, qu'une telle situation de séparation et de « retrouvailles » donne lieu à une série de comportements hautement prévisibles. L'éthologie parle à ce propos de système comportemental, ce qui fait référence à l'organisation d'une séquence de comportements visant des fonctions fondamentales. Le système d'attachement est activé dans des conditions bien précises : la séparation crée chez le petit une situation de détresse et les cris éveillent chez la mère une fonction de protection. Il s'agit toujours de protéger la progéniture, d'assurer la satisfaction des besoins vitaux, de les prémunir contre les dangers physiques ou d'écarter les prédateurs éventuels. L'attachement assume une fonction vitale, en garantissant un lieu de sécurité au tout début de la vie, durant la période où le petit est hautement vulnérable.

Comme l'a indiqué Bowlby (1979), les séquences du comportement d'attachement sont très prévisibles dans le cas des animaux, mais également chez les êtres humains. On a pu repérer, dans le cas où le bébé se trouverait dans une situation de détresse, une série de comportements hautement prévisibles chez la mère et l'enfant. Les comportements dits de signalement de la part de l'enfant, les pleurs, les cris, les sourires, le babillage, tout cela a pour effet de rapprocher la mère de l'enfant, elle le prend dans ses bras, le regarde avidement, lui parle. À son tour, l'enfant manifeste divers comportements de rapprochement, il s'agrippe à la mère, recherche son regard, lui sourit.

Tout ce jeu de demandes et de réponses va donner lieu, selon Bowlby (1979), à la construction d'une réalité psychique déterminante qu'il appelle *inner-working models*, ou modèles intériorisés opérants[1]. Ces modèles sont conçus comme des représentations mentales, à la fois cognitives et émotionnelles, qui structurent l'univers relationnel, mais également les perceptions et les réponses. L'accessibilité de la figure d'attachement et l'assurance de pouvoir compter sur son soutien en cas de détresse procurent à l'enfant un lien offrant la sécurité grâce à laquelle il pourra explorer avec confiance l'univers qui l'entoure. C'est également la conviction intime d'être accepté par la figure d'attachement qui constitue l'élément fondateur de la conception de soi. Enfin, ces modèles intériorisés vont persister durant toute l'existence et vont structurer toutes les relations interpersonnelles subséquentes. Bowlby (1979) conçoit ces modèles intériorisés comme des sortes de cartes ou de plans fournissant des repères qui permettent de saisir, de comprendre et de prévoir le comportement des autres, tout en élaborant ses propres réponses lors des expériences de proximité interpersonnelle.

LES MODES D'ATTACHEMENT

Mary Ainsworth, qui a travaillé avec Bowlby à Londres au cours des années 1960, a développé une typologie simple pour classer les liens d'attachement ; elle a mis au point une expérimentation classique appelée « situation étrange » qui propose diverses séquences de séparation et de rapprochement entre un bébé et sa mère. Une personne étrangère entre dans la pièce, la mère va quitter et revenir à plusieurs reprises, laissant le bébé tantôt avec la personne

---

1. On ne dispose pas d'une traduction française admise par tous pour le terme *inner-working model*. Parent et Saucier (1999) utilisent « modèle opérationnel interne », alors que Tarabulsy *et al.* (2000) adoptent le terme de « modèle cognitif opératoire ».

inconnue, tantôt seul. À son retour, la mère tente de rassurer le bébé. Cette situation offre de multiples sources d'anxiété pour le bébé : environnement non familier, séparation d'avec la mère, contact avec une personne étrangère, expérience de solitude. Les chercheurs s'intéressent tout particulièrement aux réactions de l'enfant lors du retour de la mère : recherche-t-il ou non la proximité et le contact avec la mère? Comment réagit-il aux tentatives de la mère de le rassurer? Combien de temps lui faut-il pour se calmer?

Cette situation expérimentale (Ainsworth *et al.,* 1978) a été répétée de nombreuses fois un peu partout dans le monde, ce qui a permis de dégager trois principaux modes d'attachement : l'attachement assuré, l'attachement détaché et l'attachement anxieux/ambivalent. Plus récemment, on a délimité un quatrième groupe : le groupe présentant une forme d'attachement désorganisé ou désorienté (Main et Solomon, 1990).

On ne peut éviter de s'interroger sur l'origine de ces différences. Pourquoi certains enfants développent-ils des liens d'attachement sécurisants, alors que d'autres développent un lien ambivalent, voire détaché? Ces différences proviennent très certainement de la qualité des interactions entre l'enfant et ses parents. Deux habiletés parentales sont plus particulièrement en jeu ici : la sensibilité maternelle à l'égard des besoins de l'enfant et sa capacité d'expression lui permettant d'adapter ses réponses en fonction des réactions de l'enfant.

Le rôle de la sensibilité maternelle dans l'établissement d'une relation d'attachement sécurisée a été mis en évidence dès les premiers travaux d'Ainsworth (1967, 1989). Elle a pu constater que les mères sensibles sont attentives aux appels de l'enfant et captent adéquatement les signes de détresse, ce qui permet au bébé de recourir à la mère comme source efficace de réconfort. Une réponse prompte et appropriée aux signes de détresse aide l'enfant à acquérir un sentiment de confiance tant en la réponse maternelle qu'en sa propre capacité d'avoir une certaine emprise sur ce qui lui arrive (Parent et Saucier, 1999).

Certains parents sont incapables de percevoir les demandes du bébé et d'y répondre adéquatement. La personnalité et surtout la santé mentale de la mère ont fait l'objet d'études systématiques qui confirment de telles incapacités (Carlson et Sroufe, 1995). La dépression de la mère constitue un de ces cas flagrants : il peut arriver que, centrée sur sa propre détresse et envahie par des sentiments de tristesse, une mère souffrant de dépression comprenne

LES QUATRE MODES D'ATTACHEMENT

Attachement assuré ou relation d'attachement sécurisée. Les enfants regroupés sous cette catégorie jouent librement et explorent avec confiance leur nouvel univers. On n'observe pas de détresse marquée lors du départ de la mère ou lorsque l'enfant se trouve seul avec la personne étrangère. Ils expriment de la détresse lors du second départ de la mère, recherchent la proximité et le contact à son retour et se calment rapidement lorsque la mère les réconforte. Ce qui domine ici c'est la sécurité fondée sur une sensibilité réciproque entre les appels et les inquiétudes de l'enfant et les réponses affectueuses et apaisantes de la mère.

Attachement détaché/évitant. Ces bébés paraissent indifférents à la présence ou l'absence de la mère. Ils pleurent rarement pendant la période de séparation et ne recherchent guère le contact lors du retour de la mère. La sensibilité mutuelle est en question dans ce modèle et c'est la tension qui prévaut entre l'insuccès des tentatives de la mère et les réactions négatives de l'enfant.

Attachement anxieux/ambivalent. Se caractérise par une alternance de recherche de contact et d'évitement. Ces enfants sont très bouleversés lors de la séparation et se consolent très difficilement au retour de la mère, malgré les tentatives de rapprochement. Ils résistent aux tentatives de contact, repoussent la mère et manifestent de la colère. Tout à la fois, ils recherchent le contact mais y résistent, sans parvenir à se consoler.

Attachement désorganisé. Ce nouveau mode d'attachement a été proposé par Main et Solomon (1990) pour caractériser un type d'interaction mère/enfant non prévu par Ainsworth. Dans certains cas, les enfants adoptent des comportements inusités comme la crainte envers le parent ou la colère extrême. Dans d'autres cas, on observe un renversement des rôles: la mère est passive et l'enfant essaie d'organiser les interactions (Moss *et al.*, 2000). Ce qui domine ici, c'est la confusion de rôle chez l'enfant et la mère.

mal les besoins de son enfant et soit incapable d'y répondre. Certains événements peuvent également perturber la mise en place des conditions d'attachement, comme la séparation précoce ou de graves difficultés familiales. Mais on ne peut exclure les facteurs qui proviennent du tempérament de l'enfant : on a pu observer des bébés irritables, au tempérament difficile, qui accueillent mal les efforts déployés par les parents pour les calmer et qui, plus que d'autres, risquent de développer des formes d'attachement problématiques (Kagan, 1989).

L'ATTACHEMENT, DE L'ENFANCE À L'ADOLESCENCE

Pendant les 20 dernières années, la recherche a examiné systématiquement les relations d'attachement au cours des périodes préscolaire et scolaire. Ces travaux soulèvent la question de la stabilité des liens d'attachement et ils cherchent à déterminer les effets à long terme des différents modes d'attachement qui sont issus de la petite enfance.

Les modes d'attachement élaborés durant la petite enfance se maintiennent de façon relativement stable durant toute la vie ; les premières relations établies avec la mère vont modeler les relations ultérieures. Ce premier univers constitue une sorte de matrice d'où émerge la personne naissante ; bientôt, cette personne va engager des relations avec d'autres ; le modèle intériorisé dès le début de la vie va esquisser la façon d'aborder les autres et guider la lecture des mouvements de rapprochement ou de mise à distance de l'entourage. Selon Bowlby (1980), cette continuité s'appuie essentiellement sur la persistance des modèles intériorisés qui structurent l'univers relationnel. Lors de la formation de nouveaux liens, les individus font appel aux répertoires de relations dont ils disposent, ceux qu'ils ont intériorisés lors de la petite enfance, même si ces relations se sont révélées destructrices. Plusieurs études soulignent la continuité des modes d'attachement durant l'enfance et démontrent que les comportements manifestés à l'âge d'un an permettaient de prédire les catégories d'attachement à six ans (Main, Kaplan et Cassidy, 1985) et à neuf ans (Sroufe, 1988).

Les attachements intimes avec d'autres êtres humains constituent le pivot autour duquel s'organise la vie affective d'une personne, non seulement durant la petite enfance et l'enfance, mais également tout au long de l'adolescence et durant les années de maturité (Bowlby, 1980). Durant l'enfance, les parents constituent le plus souvent les figures d'attachement centrales, mais à l'adolescence les personnes vers lesquelles s'orientent les comportements d'attachement ne sont plus les mêmes. L'individu se décentre progressivement du cercle familial, qui jusque-là constituait son principal univers, pour se recentrer dans l'univers des relations avec les pairs. Les relations avec les parents vont connaître une certaine distance, alors que les amis intimes et le partenaire amoureux prennent une place grandissante dans l'univers relationnel et qu'ils peuvent procurer de la sécurité dans le cadre de liens affectifs relativement durables.

L'adolescence constitue un moment crucial dans l'évolution des liens d'attachement au cours de l'existence humaine (Ainsworth, 1989). C'est le temps des amitiés intenses, avec ce que cela implique de proximité, de réciprocité dans les confidences, mais éventuellement d'expériences d'isolement et d'exclusion. Trouver une place dans le groupe des amis, se faire accepter, éviter le rejet constituent des enjeux vitaux à cette période de la vie. Si la plupart des adolescents entrent aisément dans ce jeu et s'insèrent sans trop de peine dans un cercle d'amis, d'autres connaissent l'isolement, voire le rejet. Cela met en jeu une série d'atouts personnels et d'habiletés : la popularité, la faculté d'entrer en contact avec les autres et d'établir des complicités, la capacité de faire face adéquatement aux moqueries et aux railleries, si communes dans les rapports entre adolescents. L'adolescence, c'est également le temps des premiers émois amoureux et de l'engagement progressif dans des relations intimes avec un, ou une, partenaire. Des sentiments nouveaux émergent et des interrogations surgissent : suis-je amoureux(se), l'autre m'aime-t-il (m'aime-t-elle) ? Il faut poser des gestes, faire savoir à l'autre que l'on est intéressé par lui, par elle, proposer une sortie, se retrouver seul avec l'autre, meubler les silences gênants, exprimer ses désirs : premières caresses, premiers baisers. Il faut apprendre à gérer des sentiments qui peuvent être destructeurs : découvrir que l'attirance n'est pas mutuelle, faire face au refus, à la rupture, connaître les premières trahisons et les premières peines d'amour.

Le système d'attachement amène l'individu à rechercher la proximité de personnes de confiance qui vont l'assister lors de situations de détresse. Ce système a été clairement observé lors de la petite enfance et au cours de l'enfance, mais qu'en est-il de l'adolescence ? Peu d'études ont examiné la persistance des modèles d'attachement de la petite enfance à l'adolescence et les résultats sont controversés (Zimmerman, 2000). Plusieurs facteurs peuvent expliquer cette absence de concordance, notamment certains événements de vie pénibles, comme le divorce des parents par exemple, qui ont pu modifier fondamentalement la première structure d'attachement. Mais on est en droit de penser que les changements relationnels et cognitifs de l'adolescence modifient substantiellement les formes de l'attachement. C'est le cas de Zimmerman (2000), qui rapporte les résultats d'une analyse longitudinale réalisée en Allemagne qui a évalué les modes d'attachement à quatre moments de la vie : durant la petite enfance, à 6 ans, à 10 ans et à 16 ans. On constate une continuité des comportements d'attachement durant l'enfance : les enfants recherchent la proximité des parents en cas de détresse et ce système comportemental se maintient jusqu'à l'âge de 10 ans. À 16 ans toutefois, face à une détresse émotive, ces personnes se tournent vers de nouvelles figures d'attachement : l'ami intime ou le partenaire amoureux.

Si les figures d'attachement ne sont plus les mêmes, les modes d'expression changent eux aussi et revêtent une tournure cognitive. Au cours de l'enfance, les manifestations de l'attachement sont principalement de nature comportementale, ce qui se traduit par la recherche de contacts physiques avec les parents, alors qu'à l'adolescence on recourt plutôt à des représentations ou à des croyances concernant la disponibilité émotionnelle que peut lui offrir un parent ou toute autre figure d'attachement et les réactions anticipées lors d'une demande d'aide (Zimmerman, 2000). Le sentiment de sécurité s'appuie désormais sur la confiance en l'accessibilité, la disponibilité et la sensibilité des figures d'attachement ; à l'inverse, les doutes et les craintes de non-disponibilité des figures d'attachement instaureraient un sentiment d'insécurité, particulièrement en situation de détresse (Armsden et Greenberg, 1987).

ÉVALUER L'ATTACHEMENT À L'ADOLESCENCE

À l'adolescence, le système d'attachement ne peut pas être évalué par des expériences de séparation et de réunion, comme cela se faisait lors de la « situation étrange », au cours de la petite enfance. D'autres techniques ont donc été mises au point, notamment des entrevues, des « vignettes autodescriptives » et des questionnaires.

L'entrevue d'attachement à l'âge adulte conçue par George, Kaplan et Main (1985) a été adaptée à l'intention des adolescents (Main, 1991). On demande de décrire les relations que l'on entretient avec chacun des parents, d'illustrer ces relations à partir d'événements particuliers et de relater l'évolution de ces relations tout au cours du développement. L'entrevue amène les adolescents à se remémorer les événements pénibles sur le plan émotionnel, tels que blessures, maladie, accidents, séparation et pertes, pour voir comment les parents ont réagi lors de ces événements. D'autres questions portent sur les répercussions sur la perception de soi que peuvent entraîner les expériences vécues avec les parents. L'évaluation porte sur la capacité de se souvenir, sur le caractère globalement positif, ou négatif, des expériences rapportées et sur la manière dont les souvenirs négatifs sont intégrés de façon cohérente dans l'ensemble des relations avec les parents. Cette entrevue permet de classer les adolescents en fonction des trois modèles d'attachement fondamentaux : autonome, esquivant et préoccupé.

LES MODES D'ATTACHEMENT À L'ADOLESCENCE
(D'après Lévesque, Larose et Bernier, 2002)

L'adolescent qui présente une forme d'**attachement autonome** est à l'aise lorsqu'il évoque les relations vécues avec chacun des parents. Cette personne accorde de l'importance aux relations affectives et elle décrit de façon cohérente ses expériences antérieures, négatives tout autant que positives. Cette personne aborde les expériences passées et la réalité présente de façon objective, elle explore ses pensées et ses émotions en faisant preuve d'aisance et de sécurité émotionnelle.

L'adolescent qui présente une forme d'**attachement esquivant** tend à minimiser l'importance des relations avec ses parents dans son développement ou dans son fonctionnement actuel. Cette personne a tendance à idéaliser ces relations, sans pouvoir expliquer cette idéalisation ou l'illustrer concrètement. Elle cherche à nier ses besoins affectifs passés et actuels, en bloquant l'accès aux expériences négatives ou en atténuant l'importance de ces expériences.

L'adolescent exprimant une forme d'**attachement préoccupé** exprime un fort besoin d'être protégé par ses parents et cela semble affecter négativement son autonomie affective actuelle. Cette personne est tourmentée par les expériences vécues dans le passé et se révèle incapable de les décrire de façon cohérente. Le discours se caractérise par des manifestations de colère, par de la confusion cognitive et émotionnelle ou par de la passivité.

Armsden et Greenberg (1987) ont construit un questionnaire mesurant le degré d'attachement aux parents en examinant trois dimensions : la confiance, la communication et l'aliénation. La confiance s'exprime à travers des items du type suivant : « Je peux compter sur mon père, ma mère, lorsque j'en ai besoin » ; « Elle, il m'aide à me sentir mieux quand je suis bouleversé(e). » La conviction que les parents seront disponibles en cas de détresse est particulièrement révélatrice de la qualité de l'attachement parental. « Ma mère comprend ce dont j'ai besoin» ; ou «Si mon père voit que quelque chose ne va pas, il me demande de lui en parler», ces phrases expriment la conviction intime que les parents sont soucieux du bien-être de leur enfant et sont en mesure de déceler ses préoccupations ou ses inquiétudes. Quant à l'aliénation, cela traduit un sentiment de rupture et la conviction d'être différent et incompris. On la cerne grâce à des phrases telles que : «Mes parents ne comprennent pas ce que je vis, ces temps-ci», ou «Je me sens seul, à part lorsque je suis avec mon père ou ma mère.»

Hazan et Shaver (1987) proposent une série de vignettes qui, à partir de courts textes, décrivent les trois principaux modes d'attachement. Il s'agit pour les répondants de choisir la vignette qui décrit le mieux leurs réactions habituelles lors des contacts avec autrui, dans leurs amitiés ou leurs relations amoureuses.

LES TROIS PRINCIPAUX MODES D'ATTACHEMENT : VIGNETTES AUTO-DESCRIPTIVES

L'attachement assuré. Je trouve qu'il m'est relativement facile d'être proche des autres et je suis confortable dans cette situation de proximité, dans la mesure où les autres réagissent adéquatement. Il m'arrive rarement de craindre d'être abandonnée et je ne m'inquiète pas si quelqu'un cherche à se rapprocher de moi.

L'attachement anxieux/ambivalent. Je trouve que les autres refusent d'être aussi proches de moi que je le souhaiterais. Je pense souvent que les autres ne m'aiment pas réellement ou ne désirent pas rester en ma compagnie. Je désire pourtant être très proche des autres mais quelquefois, cela leur fait peur et les fait fuir.

Attachement détaché/évitant. Je me sens mal à l'aise à l'idée d'être trop près des autres. Je trouve difficile de faire totalement confiance aux autres ou dépendre d'eux. Je suis nerveux (se) quand quelqu'un cherche à être trop intime avec moi. Il arrive que des personnes cherchent à être plus proche de moi mais je ne me sens pas très bien avec cela.

Cette procédure simple a reçu plusieurs formes de validation et les chercheurs ont pu démontrer que les individus qui se classent dans une catégorie particulière se différencient des autres dans leurs relations d'amitié, et particulièrement dans leurs relations amoureuses.

Chacune de ces mesures, entrevues, questionnaires ou vignettes descriptives, présente la validité et la fidélité exigées de tout instrument psychologique, mais aucune d'entre elles n'est exempte de problème. L'entrevue d'attachement se révèle difficile à utiliser et à évaluer et elle suppose une formation spécifique. Comme le souligne Zimmerman (2000), cette entrevue ne mesure pas la qualité actuelle de l'attachement, mais le mode d'attachement mis en place avec les parents durant l'enfance. La méthode de Hazan et Shaver (1987) est simple, mais elle évalue un modèle relationnel plus que l'attachement en soi. Enfin, comme tout questionnaire, celui d'Armsden et Greenberg (1987) est sujet à l'idéalisation et à la désirabilité sociale.

DÉBATS ACTUELS ET CRITIQUES

Peu de domaines de recherche ont autant éveillé l'attention et l'imagination des chercheurs que la théorie de l'attachement. Il s'agit sans aucun doute d'une des théories les plus marquantes que la psychologie du développement ait produites au cours de la seconde partie du xxe siècle, au point de constituer aujourd'hui un horizon incontournable. Nul ne peut aborder la question des relations entre parents et enfants sans s'y référer, nul ne peut intervenir auprès des enfants sans s'intéresser aux liens d'attachement qui rapprochent les parents et les enfants (Tarabulsy *et al.*, 2000). De multiples travaux s'inscrivant dans la perspective théorique ouverte par Bowlby et Ainsworth ont examiné l'attachement durant toute la durée de l'existence humaine : l'enfance, l'adolescence et l'âge adulte. Ces travaux ont mis en place des outils d'évaluation et des lignes directrices qui alimentent toute réflexion portant sur les relations interpersonnelles, sur les rapports avec les parents bien sûr, mais également les amitiés et les relations amoureuses.

La théorie de l'attachement, comme toute théorie psychologique, n'est pas sans soulever de multiples débats et controverses, tant sur le plan théorique que sur le plan méthodologique. La question de la continuité des modes d'attachement au cours de l'existence humaine constitue un point particulièrement litigieux. Les études examinant la persistance des modèles d'attachement de la petite enfance à l'adolescence débouchent sur des résultats controversés : les figures d'attachement se diversifient et les manifestations de l'attachement se modifient. L'hypothèse de Bowlby (1980), selon laquelle les modèles intériorisés opérants servent de base à l'établissement de nouvelles relations interpersonnelles, n'a reçu que des appuis mitigés (Parent et Saucier, 1999). La notion même de «modèles intériorisés opérants» qui se situe au cœur de la théorie de l'attachement est au centre de multiples critiques. Certains soulignent le manque de précision théorique du concept, d'autres relèvent l'absence de consensus quant aux fonctions, à la structure et à l'organisation même du concept (Bernier, Larose et Boivin, 2000). La validité des techniques de mesure des liens d'attachement fait également l'objet d'un vaste débat, qu'il s'agisse de la technique fondatrice de la «situation étrange» ou des autres formes de mesure effectuées par voie d'entrevues ou de questionnaires, à l'adolescence et à l'âge adulte.

Tous ces débats donnent lieu à des travaux de recherche très actifs qui examinent les multiples aspects de la théorie[2]. Comme le soulignent Parent et Saucier (1999, p. 44) : «Cette nouvelle génération de chercheurs s'annonce riche en défis à relever, mais prometteuse quant à son potentiel pour enrichir la compréhension […] d'un modèle résolument développemental de la nature et des fonctions des relations humaines.»

---

2. L'ouvrage publié sous la direction de Tarabulsy *et al.*, et intitulé *Attachement et développement. Le rôle des premières relations dans le développement humain* (2000), offre un relevé très complet des travaux actuels.

4

LA SOLITUDE, LE REJET SOCIAL ET L'INTIMIDATION

L'attachement qui relie les êtres traduit ce mouvement propre à l'espèce humaine qui cherche à établir des liens de proximité avec autrui. L'expérience de la solitude naît de la difficulté à établir de tels liens. La solitude peut être le résultat de facteurs personnels comme l'inhibition, la timidité ou l'anxiété, qui réduisent les occasions de contact et la possibilité de tisser des liens durables. La solitude peut également avoir ses origines dans l'environnement, lorsque le groupe rejette certaines personnes ou que certains membres du groupe se liguent pour en intimider ou en tourmenter d'autres, et ainsi les exclure de la vie sociale du groupe.

LA SOLITUDE

Une enquête réalisée en Angleterre auprès d'un échantillon de personnes âgées de plus de 15 ans indique que l'expérience de la solitude est vécue par une proportion importante de la population (Argyle et Henderson, 1985). Un quart des personnes interrogées déclaraient éprouver un sentiment de solitude au moins une fois par mois, 8 % une fois par semaine ou plus, et 4 % quotidiennement. L'enquête confirme des faits bien connus : les personnes veuves, celles qui ont vécu un divorce et les chefs de famille monoparentale vivent plus de solitude que le reste de la population adulte. La surprise de l'enquête provient du groupe des 15-24 ans, qui se révèle particulièrement touché par la solitude, puisque 50 % des sujets de ce groupe déclarent vivre régulièrement l'expérience de la solitude ; près de 15 % déclarent être souvent très seuls. L'expérience de la solitude n'est donc pas rare à l'adolescence et ceux qui déclarent connaître la solitude y associent des sentiments pénibles : ennui, morosité, faible estime de soi, honte, sentiment de rejet et hostilité à l'égard des autres.

La psychologie voit généralement dans la solitude une expérience négative qui apparaît lorsque le réseau des relations sociales d'une personne présente des lacunes importantes, quantitativement ou qualitativement (Perlman et Peplau, 1982). La solitude se définit par trois grandes caractéristiques. En premier lieu, la solitude traduit le sentiment de ne pas avoir réussi à nouer des relations sociales et la conviction d'avoir manqué son intégration au sein de groupes composés de personnes liées entre elles et qui se rencontrent régulièrement pour partager des activités et des intérêts communs. En deuxième lieu, la solitude représente une expérience essentiellement subjective, qui ne peut être évaluée que selon le point de vue de la personne en cause. Certains paraissent très entourés, mais se sentent seuls ; d'autres possèdent un réseau social restreint, mais s'estiment satisfaits. Finalement, on ne peut parler de solitude qu'en présence d'une série d'émotions négatives, entre autres la tristesse, l'ennui ou le sentiment d'être délaissé et abandonné.

D'autres travaux, tels ceux de Larson (1999) aux États-Unis, de Sippola et Bukowski (1999) au Canada, ou de Goossens et Marcoen (1999) en Belgique, ont confirmé les résultats de l'enquête de Argyle et Henderson (1985) soulignant que l'expérience de la solitude à l'adolescence est largement répandue dans les pays occidentaux.

L'expérience de la solitude commence tôt, dès l'enfance. Divers travaux menés au cours des dernières années indiquent que, dès la maternelle, certains enfants se sentent seuls. À huit ans, les enfants sont en mesure de décrire de façon précise et différenciée les différentes émotions rattachées à l'expérience de la solitude. Entre la maternelle et la fin de la scolarité primaire, près de 10 % des enfants déclarent se sentir très seuls (Asher, Hymel et Renshaw, 1984).

C'est à l'adolescence toutefois que l'expérience de la solitude est perçue de la façon la plus négative. Au début de la vingtaine, la courbe illustrant les aspects négatifs de la solitude diminue rapidement et progressivement jusqu'à la soixantaine, pour connaître une nouvelle progression durant la vieillesse. Il semble pourtant que la fréquence de la solitude n'augmente pas à l'adolescence, mais qu'elle est vécue plus intensément et plus négativement à l'adolescence qu'à toute autre période de la vie. Les adultes passent plus de temps seuls que les adolescents, mais ces derniers acceptent moins d'être seuls. Si les adolescents tolèrent mal la solitude, c'est qu'elle va à l'encontre des impératifs développementaux propres à cet âge. Être avec d'autres et se trouver une place dans un groupe constitue un impératif majeur à cette période de la vie et le fait de se retrouver seul est vécu amèrement sur le mode négatif de l'exclusion et du rejet.

Larson (1999) constate que plus de 30 % des adolescents reconnaissent connaître la solitude de temps en temps. De ce groupe, 8 % déclarent vivre très fortement la solitude. C'est quand ils sont à la maison, dans leur chambre, que ce sentiment est vécu de la façon la plus vive par rapport à d'autres lieux comme l'école ou les endroits publics. L'expérience de la solitude est vécue de façon particulièrement intense par les adolescents qui se retrouvent seuls chez eux, le vendredi ou le samedi soir. Les attentes déçues des jeunes face aux prescriptions de la culture adolescente s'expriment clairement dans les propos d'un adolescent interrogé par Larson (1999) : « Le samedi soir, tu te retrouves avec tes copains, car c'est le point culminant de la semaine. »

Il est nécessaire de distinguer la solitude émotionnelle de la solitude sociale (Weiss, 1973). La solitude émotionnelle résulte de l'absence de toute forme de relation intime de proximité ; elle exprime un échec de l'attachement et s'inscrit dans une histoire personnelle ancienne qui trouve ses racines dans les premières relations établies avec les parents. Cette forme de solitude est particulièrement délétère, puisqu'elle revêt un caractère permanent et limite, à tout âge, les possibilités d'établir des liens significatifs avec les autres. La solitude sociale traduit le sentiment qui émane de l'absence de liens avec un groupe significatif. Cette forme de solitude émerge pour la première fois à l'adolescence et traduit les sentiments d'impuissance et d'ennui de celui qui s'estime abandonné par ses copains lors d'une sortie ou qui a été écarté lors de la formation d'un groupe ou d'une équipe de jeu. Certaines caractéristiques personnelles peuvent expliquer cette forme d'isolement, la timidité, l'anxiété ou le repli social par exemple, mais le rejet ou l'exclusion proviennent parfois de l'environnement.

Certains facteurs liés à la personnalité réduisent les habiletés sociales et augmentent les risques de solitude : la timidité, l'anxiété et la soumission. Le retrait social durant l'enfance est prédicteur de solitude à l'adolescence (Hymel *et al.*, 1990). Les enfants qui attribuent leurs difficultés relationnelles à des facteurs personnels et permanents tels que la difficulté à établir des contacts vivent plus de solitude que les autres (Bukowski et Ferber, 1987). La solitude est par ailleurs vivement ressentie par les adolescents qui, pour des raisons multiples, sont victimes de rejet social.

Une des données qui revient fréquemment à propos de l'évolution de la psychopathologie à l'adolescence concerne les différences entre les sexes. Si, durant l'enfance, les garçons présentent plus de problèmes d'ordre psychologique que les filles, ce rapport s'inverse résolument au terme de la puberté. Toutes les études internationales indiquent que pour un garçon on trouve deux ou trois filles présentant des difficultés psychologiques au terme de la puberté (Braconnier *et al.*, 1995). On sait par ailleurs que les filles présentent beaucoup plus souvent des troubles dits intériorisés, particulièrement des symptômes de dépression. On pourrait croire, en se basant sur ce constat, que l'expérience de la solitude frappe plus souvent les filles. Tel n'est pas le cas : ce sont les garçons qui se sentent plus souvent seuls (Koenig et Abrams, 1999). Si les garçons se retrouvent plus souvent relégués à des activités solitaires, c'est que les filles partagent plus souvent leurs activités avec d'autres filles et qu'elles parlent plus avec leurs amies de sujets qui les touchent personnellement. C'est donc la sociabilité supérieure des filles qui réduirait leurs expériences de solitude. Koenig et Abrams (1999) soulignent toutefois que les répercussions émotionnelles négatives de la solitude sont comparables chez les filles et les garçons. Cette expérience est associée à des émotions négatives telles qu'anxiété, insatisfaction, sentiment d'inadéquation et expression plus fréquente de plaintes somatiques.

Le *Dictionnaire des citations* de Robert rapporte plus de 40 citations ayant comme thème la solitude et si certaines insistent sur les aspects pénibles et destructeurs de cette expérience, la plupart en soulignent les bienfaits. La solitude est vue comme un lieu de vérité et d'authenticité où, loin de la foule et de ses artifices, l'individu se trouve face à lui-même. La solitude offre la possibilité de réfléchir et de créer, c'est là que naissent les projets et que mûrissent les décisions. Plusieurs auteurs ont entrepris une réflexion qui rejoint cette conception, en examinant les effets bénéfiques de la solitude sur le développement à l'adolescence. Même si l'expérience de la solitude est souvent vécue sur le mode négatif à l'adolescence, chaque adolescent connaît toutefois des expériences de solitude transitoire, lors de la perte d'un ami qui déménage, ou lors d'un changement d'école par exemple. Si ces expériences entraînent des émotions négatives, elles sont également porteuses de croissance. Apprendre à tolérer temporairement la solitude, se consoler après une perte et développer de nouveaux réseaux d'amitiés, voilà autant d'occasions de progrès engendrées par la solitude.

Deux publications récentes portent sur ce thème. Tout en admettant que la solitude entraîne des sentiments négatifs d'insatisfaction et de morosité, Larson (1999), Goosens et Marcoen (1999) estiment que le fait d'être seul est intimement relié à certains aspects positifs des changements développementaux qui prennent place à l'adolescence[1]. Larson (1999) a posé la question suivante : « Te sens-tu différent après être resté seul pendant longtemps ? » Il a constaté qu'avec l'âge un nombre croissant d'adolescents rapportent les effets positifs de cette expérience : se sentir plus calme, améliorer son humeur, se concentrer sur un projet ou tout simplement profiter de cette occasion pour penser. Ces commentaires n'apparaissent cependant pas avant l'âge de 15 ans et Larson (1999) y décèle les signes d'une transition dans le développement. Il considère que l'acquisition de capacités cognitives nouvelles permet d'utiliser le temps qu'on passe seul pour réaliser d'importantes tâches développementales telles que l'affirmation de l'individuation et la construction de l'identité.

Au terme d'une étude réalisée en Belgique, Goosens et Marcoen (1999) observent que les adolescents passent progressivement plus de temps seuls et qu'ils adoptent une attitude plus favorable face à l'expérience de la solitude, car ils emploient ces moments où ils sont séparés des autres d'une façon délibérée et utile. L'étude souligne le rôle de la solitude dans la construction de l'identité et elle constate que les adolescents qui se disent plus souvent seuls sont également plus engagés dans la construction de leur identité. Les auteurs de l'étude établissent également des rapports entre

---

1. Les anglophones disposent de deux termes pour traduire la solitude : *aloneness* désigne le simple fait d'être seul, alors que *loneliness* rend le terme de solitude en lui assignant une connotation négative.

l'attitude positive face à la solitude et la construction de l'identité : les adolescents qui déclarent apprécier les moments de solitude sont généralement plus engagés dans une réflexion sur soi.

LE REJET SOCIAL

La plupart des travaux qui examinent le rejet social ont recours à la technique dite « sociométrique ». On demande à toutes les personnes appartenant à un groupe donné, les élèves d'une classe par exemple, d'indiquer le nom des trois ou quatre élèves qu'ils aiment bien fréquenter ou avec lesquels ils aimeraient passer leurs vacances, lors d'un camp d'été par exemple. On demande à ces mêmes élèves de citer les condisciples qu'ils préfèrent ne pas fréquenter et avec lesquels ils ne veulent pas passer leurs vacances. Cette technique permet d'obtenir le « statut sociométrique » de chaque élève et de repérer les personnes populaires, celles qui sont souvent choisies, les personnes rejetées, celles qui sont ignorées car ne faisant l'objet ni de rejet ni de choix de la part de leurs condisciples, et les personnes « controversées » qui sont choisies par certains et rejetées par d'autres (Cillissen et Bukowski, 2000).

Il est étonnant de constater que certaines personnes émergent très clairement lorsqu'elles font l'objet de tels jugements de la part de leurs pairs. On observe, tout particulièrement, une polarisation des choix autour du nom des personnes populaires et rejetées, certaines étant citées par plus de la moitié des membres du groupe dans l'une ou l'autre de ces catégories. Comme le relèvent Cillissen, Bukowski et Haselager (2000), même si peu d'études ont évalué la stabilité de ces positions sociales à très long terme, on peut considérer que ces deux statuts, choisis ou rejetés, demeurent relativement stables durant la scolarité.

Qui sont ces adolescents populaires ou qui sont ceux qui subissent le rejet ? Le succès des enfants et des adolescents populaires tient surtout à deux éléments : sociabilité et leadership. Leur compagnie est recherchée, car ils sont perçus comme chaleureux et agréables, leurs qualités de coopération permettent de résoudre les problèmes et d'apaiser les tensions, leur présence au sein d'un groupe offre une garantie de succès dans la réalisation de projets communs, qu'il s'agisse de loisirs ou d'activités scolaires (Coie, Dodge et Kupersmidt, 1990 ; Cillisen *et al.*, 2000). Le fait de se sentir accepté par le groupe des pairs entraîne un certain nombre d'avantages, par exemple le sentiment d'inclusion et d'appartenance au groupe (Bagwell *et al.*, 2001).

Les travaux menés auprès des enfants rejetés désignent l'agressivité comme principale source du rejet (Rubin, Bukowski et Parker, 1998). Ces enfants sont considérés comme impulsifs, vindicatifs, querelleurs ; ils adoptent des comportements jugés négatifs pour régler leurs différends. Le retrait social et l'absence de participation aux jeux et aux activités sociales constituent une autre source de rejet (Newcomb et Bagwell, 1996). Les enfants et les adolescents socialement rejetés présentent des déficiences au niveau des habiletés sociales, ce qui entraîne des difficultés à interagir adéquatement et à communiquer ses sentiments.

Comme les enfants, les adolescents impopulaires sont plus souvent engagés dans des interactions négatives avec leurs pairs. L'agressivité ne s'accompagne toutefois pas nécessairement de rejet social à l'adolescence, comme c'est le cas durant l'enfance (Cairns *et al.*, 1988). Certains jeunes reconnus pour leur agressivité connaissent autant de succès que d'autres, même s'ils ont tendance à se tenir auprès d'autres adolescents agressifs. Plus que l'agressivité, c'est un schéma de « comportements hostiles » qui caractérise les adolescents rejetés (Cairns *et al.*, 1988). Ce concept décrit une forme d'impulsivité lors des contacts et l'incapacité de réagir adéquatement aux moqueries ou aux provocations qui émaillent souvent les propos des adolescents.

Au cours des 20 dernières années, de nombreux travaux ont confirmé l'existence de liens entre, d'une part, les relations problématiques avec les pairs durant l'enfance et l'adolescence et, d'autre part, divers indices d'inadaptation psychosociale : sentiment de solitude, estime de soi amoindrie, faible rendement scolaire et rejet à l'école. Les enfants et les adolescents rejetés par leurs pairs constituent des sujets « à risque » (Coie et Kupersmidt, 1983 ; Parker et Asher, 1987) : ils sont plus susceptibles de connaître plus tard des difficultés dans leurs relations sociales et dans le domaine des réalisations scolaires et professionnelles. On relève chez les jeunes adultes qui avaient été des adolescents rejetés par les autres adolescents davantage de signes de dépression et d'anxiété, davantage de retards scolaires et davantage d'abandons des études (Kupersmidt, Coie et Dodge, 1990). Mais le risque le plus évident qui menace les adolescents rejetés par leurs pairs concerne l'engagement dans des comportements déviants tels que vol, vandalisme et consommation de drogue (Dishion *et al.*, 1991 ; Coie *et al.*, 1995). Plusieurs études longitudinales, menées notamment par Tremblay *et al.*, (1996), retracent une trajectoire propre aux enfants qui connaissent des difficultés de relations avec les autres enfants, trajectoire qui apparaît dès la maternelle et se maintient durant l'enfance et l'adolescence. L'agressivité de certains enfants constitue un précurseur du rejet social et les difficultés d'insertion dans un groupe se maintiennent à la préadolescence, lors de l'entrée à l'école secondaire, ce qui pousse ces jeunes à s'associer à d'autres qui connaissent également le rejet. L'impulsivité de certains enfants, observée dès la maternelle, débouche sur une marginalisation progressive et sur l'engagement dans des conduites déviantes à l'adolescence (Tremblay *et al.*, 1994).

Deux hypothèses ont été avancées pour rendre compte de ce rapport entre le rejet social et les problèmes de développement (Parker et Asher, 1987). La première hypothèse, dite causale, met l'accent sur l'absence de contacts avec les pairs : en s'isolant ainsi des autres, volontairement ou non, ces enfants et ces adolescents seraient privés de multiples occasions d'avoir des interactions sociales leur permettant de développer les habiletés nécessaires à la vie en groupe, d'où leurs difficultés ultérieures. L'autre hypothèse fait ressortir une faille initiale : les difficultés précoces et les problèmes relationnels auraient une origine commune, qui logerait dans la petite enfance. Les difficultés à établir des contacts et les autres problèmes qui surgissent dans le développement ne sont que l'expression de ces mêmes failles fondamentales.

L'INTIMIDATION

Depuis les années 1970, la question du *school bullying* se trouve au centre des travaux d'Olweus (1999) pour en comprendre toutes les dimensions et mettre en place des programmes de prévention et d'intervention. Il n'est pas facile de traduire ce terme de *bullying* en français ; Pain (1999) parle d'intimidation, de harcèlement et de toutes les formes de violence que comporte le phénomène de la « victimisation ». L'intimidation constitue une forme d'abus, c'est donc une relation entre un agresseur et un agressé, dominée par l'injustice et l'inégalité. Un enfant ou un adolescent sont victimes d'intimidation lorsqu'ils font l'objet, de manière répétée et à long terme, d'actions négatives de la part d'un ou de plusieurs autres enfants ou adolescents (Olweus, 1999).

Combien de jeunes sont-ils touchés par ce phénomène? Les études menées en Amérique du Nord, au Japon et en Europe présentent des chiffres du même ordre : 15 % des élèves sont entraînés dans cette dynamique, 9 % sont des victimes, 7 % des agresseurs, et 1,6 % les deux à la fois (Olweus, 1993a ; Smith *et al.*, 1999). Les garçons sont plus touchés par les diverses formes d'intimidation que les filles, particulièrement à l'école secondaire : on trouve deux fois plus de victimes chez les garçons et surtout cinq fois plus d'agresseurs masculins. Les garçons font plus souvent l'objet de violence directe, qu'il s'agisse d'agressions physiques, de bousculades, de coups de poing, de coups de pied ou d'agressions verbales, d'insultes ou de menaces. Les filles sont plus souvent victimes de violences indirectes, plus subtiles, comme le fait de ne pas être invitées à partager les jeux ou les commérages, ou le fait d'être laissées seules.

Certains travaux ont permis de brosser le portrait des victimes types (Boulton et Smith, 1992). Ils présentent une faible constitution physique, ils sont plus petits et moins musclés que la moyenne. Deux traits de personnalité les caractérisent : l'anxiété et l'insécurité d'une part, la passivité et la soumission d'autre part. Ce sont des individus timides, sensibles et calmes ; ils souffrent d'un sentiment d'infériorité et ont une image négative d'eux-mêmes ; sur le plan social, ils sont solitaires et délaissés. Ce type de victime passive et soumise est celui qu'on rencontre le plus fréquemment, même s'il existe un autre groupe de gens, les victimes provocantes, caractérisées par un mélange de réactions anxieuses et agressives.

Les caractéristiques dominantes persistent au cours du développement et l'on retrouve, chez les adolescents victimes d'intimidation, cet excès de timidité et de sensibilité. Olweus (1993b) y voit l'effet d'une relation circulaire. Compte tenu de leur fragilité physique, ces garçons ont connu très tôt, dès leur entrée à l'école primaire, des problèmes d'affirmation dans le groupe et cela a contribué à faire d'eux des victimes du harcèlement et de la brutalité. Ces expériences de harcèlement répété et ces brutalités ont renforcé leur anxiété et amoindri leur estime de soi (Schwartz, Dodge et Coie, 1993).

Lorsqu'on demande aux adolescents pourquoi certains d'entre eux font l'objet d'intimidation et de provocation, ils évoquent souvent des déviances physiques : l'obésité, le port de lunettes, les cheveux roux, un accent bizarre. Cela n'est nullement corroboré par les faits (Olweus, 1978). Les victimes ne présentent pas plus de signes de déviance physique que les autres, mise à part une constitution morphologique plus chétive. En fait, les enquêtes indiquent que 75 % des élèves présentent l'une ou l'autre déviance extérieure. Comme le souligne Olweus (1999), chacun d'entre nous présente une forme de déviance physique. Même si l'agresseur utilise cette déviance pour alimenter son agressivité, elle n'est pas la cause de l'intimidation.

Les agresseurs types se caractérisent par l'impulsivité, par la volonté de dominer les autres et par l'absence d'empathie. Ils sont dotés d'une constitution physique plus forte que celle de la moyenne des garçons, et que celle des victimes en particulier. Olweus (1999) met en question une opinion répandue en psychologie clinique, selon laquelle les individus agressifs seraient en fait des personnes angoissées qui manquent de confiance en soi. Les études indiquent au contraire que les agresseurs présentent un faible taux d'anxiété et une affirmation de soi élevée (Pulkkinen et Tremblay, 1992). Les interactions au sein du groupe des adolescents agresseurs se caractérisent par la recherche de pouvoir et l'exercice de la domination. L'histoire personnelle de ces garçons révèle souvent un passé familial problématique, marqué par les conflits. Une certaine hostilité à l'égard de leur milieu d'origine porterait ces garçons à faire souffrir les autres et à leur nuire. Il faut également souligner que l'intimidation procure certains avantages à ceux qui en usent, du prestige auprès des membres du sous-groupe, mais également des biens matériels : des cigarettes, de l'argent, de la bière ou d'autres gains.

Tout cela dénote une personnalité antisociale délinquante chez ces garçons, auteurs d'actes d'intimidation. On constate en effet que ces adolescents se livrent fréquemment à d'autres actes délinquants, tels que vols, vandalisme et agressions. Bien plus, les études longitudinales consacrées à ces adolescents devenus adultes indiquent que 60 % d'entre eux ont été condamnés pour divers délits avant l'âge de 24 ans ; près de 40 % des agresseurs avaient fait l'objet d'au moins trois condamnations à 24 ans, contre 10 % seulement des sujets du groupe témoin (Olweus, 1999).

Les travaux d'Olweus sont universellement connus ; ils ont éclairé toute cette question et mis en œuvre, avec succès, des programmes de lutte contre la violence et l'intimidation dans les écoles, notamment en Norvège et dans d'autres pays scandinaves. Il s'agit ici de « droits démocratiques fondamentaux », comme le proclame Olweus (1999). Toute personne a le droit d'être à l'abri de l'oppression et des humiliations. Partout dans le monde, on se mobilise aujourd'hui pour faire de l'école un lieu libre de toute violence.

＊
＊　＊

La première partie de cet ouvrage a examiné les principales caractéristiques des relations interpersonnelles et la structure de l'univers social des adolescents. Cette période de la vie est marquée par une importante évolution dans la vie sociale des individus, caractérisée par un désinvestissement progressif de la vie au sein de la famille au profit d'un engagement intense dans la vie relationnelle en dehors de la famille, alors que les amis occupent un rôle de plus en plus important dans la vie sociale et émotionnelle et que prennent place les premières relations amoureuses. Les relations avec les parents et les relations avec les pairs se différencient progressivement et, pour la première fois, l'individu se construit son propre univers social, en établissant des liens privilégiés avec les amis qu'il a choisis. L'adolescence constitue un moment clé dans l'évolution des liens d'attachement puisque, à cette époque, filles et garçons sont appelés à modifier leurs relations avec les parents, à s'engager dans des relations intimes avec les ami(e)s et à faire face aux premiers émois amoureux.

La seconde partie du livre analyse les divers réseaux qui forment l'univers social des adolescents. Les cinq chapitres abordent successivement les thèmes suivants : les relations avec les parents, les amitiés, les relations amoureuses, les rapports avec la fratrie, avec la famille élargie ainsi qu'avec les adultes non apparentés. Chaque chapitre examinera l'évolution de ces relations durant l'adolescence afin de saisir comment ces relations influent sur le développement et la capacité d'adaptation des individus ; chaque fois, l'accent sera mis sur les différences entre les sexes et sur le rôle de la culture. Une conclusion clôturera chaque chapitre afin de dégager l'essentiel des connaissances actuelles sur chacune de ces relations.

DEUXIÈME PARTIE

LES PRINCIPAUX UNIVERS SOCIAUX DES ADOLESCENTS

5

LES RELATIONS AVEC LES PARENTS : ATTACHEMENT ET CONTRÔLE

Si on exclut les travaux cliniques menés principalement dans le domaine de la thérapie familiale, peu de travaux systématiques portant sur les relations familiales à l'adolescence ont été effectués avant le milieu des années 1970. Depuis, ce thème soulève de plus en plus d'intérêt, si on en juge par le nombre d'articles, de revues ou d'ouvrages scientifiques consacrés à cette question, sans compter l'efflorescence d'ouvrages populaires s'adressant aux parents d'adolescents pour leur enseigner comment exercer ce difficile métier.

On peut identifier deux orientations principales dans les travaux scientifiques qui se consacrent à ces questions. Un premier groupe de travaux cherche à savoir comment se structurent les relations parentales à l'adolescence. Existe-t-il un modèle qui puisse caractériser l'évolution des relations entre les parents et leurs enfants âgés de 11 à 18 ans ? La qualité de l'attachement, l'accès progressif à l'autonomie, les rapports de pouvoir, la répartition des responsabilités et l'évolution des conflits constituent autant de thèmes de recherche dans ce domaine. Le second groupe de travaux examine l'effet des relations familiales sur le développement des adolescents. Le mobile principal qui guide la recherche en ce domaine est d'ordre prédictif puisqu'on cherche ici à saisir le rôle des facteurs parentaux sur le développement et la santé mentale des jeunes, plus particulièrement sur l'émergence de troubles psychologiques comme l'anxiété ou la dépression, et sur l'engagement dans des comportements déviants comme la délinquance ou la consommation de drogue. C'est dans ce second domaine que les travaux sont les plus nombreux et cela n'est guère surprenant puisqu'ils tentent de répondre à des questions cruciales. Les parents peuvent-ils agir sur le développement des enfants et des adolescents? Quels sont les aspects de la fonction parentale qui affectent le plus le développement: l'expression de l'affection ou l'affirmation de l'autorité? Certaines façons d'exercer les rôles parentaux sont-elles plus adéquates que d'autres? Dans quelle mesure la famille peut-elle agir sur les facteurs extra-familiaux, notamment le choix des amis?

L'ÉVOLUTION DE LA FAMILLE CONTEMPORAINE

L'institution familiale a connu des changements spectaculaires au cours des 30 dernières années. On peut mesurer l'ampleur de ces modifications en analysant l'évolution des grands indicateurs démographiques, entre autres le taux de natalité, le nombre d'enfants par famille, la présence de la mère au foyer ou le taux de divorce. Bengston (2001) a examiné l'évolution de la structure des familles ayant des adolescents aux États-Unis au cours des 25 dernières années et il a constaté que le nombre de familles ayant plus de deux enfants a chuté de moitié, passant de 60 à 30 %; le nombre de mères au foyer est passé de 62 à 20 % et le nombre d'adolescents ayant vécu une séparation ou un divorce parental est passé de 17 % à près de 40 %. Aujourd'hui, au Québec, un adolescent sur trois vivra un divorce parental avant qu'il n'ait atteint l'âge de 16 ans; en France, en Suisse et en Belgique, les chiffres sont de l'ordre de un sur quatre. La conséquence la plus évidente de ce phénomène concerne l'augmentation du nombre d'enfants et d'adolescents vivant dans une famille monoparentale, le plus souvent avec la mère. Le nombre de familles recomposées est également en progression constante.

Assiste-t-on pour autant au « déclin de la famille »? Certains « futurologues », spéculant à partir des tendances observées au cours des années 1970, ont fait ce pronostic; ils ont annoncé que l'institution du mariage disparaîtrait en 2010 et que le taux de natalité atteindrait le degré zéro en 2020 (Bernard, 1985). Plusieurs d'entre eux affichent une vision pessimiste de l'avenir de la famille, ils soulignent les effets négatifs sur le développement des enfants de phénomènes comme le divorce et la monoparentalité qui se répandent de plus en plus. Popenoe (1993), par exemple, estime que l'évolution actuelle de la famille entraîne une dilution de fonctions sociales et affectives essentielles, et qui ne peuvent être assumées par d'autres institutions, notamment la prise en charge de l'éducation des enfants et le maintien de la cohésion affective entre les parents et les enfants ainsi qu'entre les frères et sœurs.

D'autres auteurs, Stacey (1996) par exemple, contestent ce pronostic et voient plutôt dans l'évolution de la famille contemporaine les signes d'un changement fondamental qui annonce l'émergence de réalités nouvelles et diverses ; ils soulignent, entre autres, d'autres phénomènes récents comme la prise en charge des enfants par des couples homosexuels. La famille nucléaire moderne a une histoire, elle se constitue lors de la Révolution industrielle, dans un contexte qui favorise le regroupement des parents et des enfants sous un même toit (Shorter, 1977). Divers phénomènes qui marquent la société postindustrielle, particulièrement l'émancipation économique et sociale des femmes, annoncent la fin de ce modèle familial, où le père est le principal pourvoyeur, alors que la mère se consacre à l'éducation des enfants. Le divorce, la monoparentalité et la reconstruction familiale deviennent des réalités courantes, socialement acceptées, qui annoncent une ouverture sur la diversité qui caractérisera la famille de demain (Bengston, 2001).

LE MYTHE DE L'INÉVITABLE CONFRONTATION
ENTRE PARENTS ET ADOLESCENTS

On sait que plusieurs théoriciens de l'adolescence ont insisté sur le fait que cette période s'accompagne inévitablement de perturbations et que l'accès à l'âge adulte passe nécessairement par une période de confrontation et d'opposition à l'égard des modèles d'autorité. Les conceptions développées notamment par Anna Freud (1958) et par Peter Blos (1967), qui ont longuement prévalu, ont soutenu que les conflits constituent la norme qui régit la vie familiale des adolescents. Les conflits sont considérés comme l'expression normale du mouvement de détachement qui libère l'individu des liens infantiles et lui permettent d'accéder à la maturité. C'est l'absence de conflits qui est perçue comme un symptôme d'immaturité.

Depuis les années 1970, de nombreuses études empiriques qui ont exploré les multiples aspects des relations entre les parents et les adolescents se sont très clairement démarquées de ces considérations qui mettaient l'accent sur la séparation et concevaient les conflits entre parents et adolescents comme des événements inévitables, nécessaires à la croissance (Rutter *et al.*, 1976 ; Steinberg, 1990). Ces travaux révèlent plutôt que les relations entre parents et adolescents connaissent un réaménagement majeur à cette époque, mais que cela ne s'accompagne nullement d'une rupture des liens ni d'une forme marquée de détachement (Youniss et Smollar 1985 ; Collins, 1997). La fréquence des conflits constitue certes une source de tensions qui perturbe le climat familial, mais ces heurts sont le plus souvent tenus pour mineurs par les deux parties. La plupart des adolescents déclarent bien s'entendre avec leurs parents et les conflits importants sont rares (Steinberg, 1990). Par ailleurs, de multiples travaux démontrent clairement que la présence persistante de conflits sérieux et les formes manifestes de séparation affective entre parents et enfants constituent des signes de dysfonctionnement familial, s'accompagnant plus tard de difficultés personnelles (Barrera et Li, 1996)

Avant d'entreprendre la revue des travaux portant sur les relations entre parents et adolescents, il faut poser une question à caractère méthodologique : qui est le meilleur informateur lorsqu'on veut savoir ce qui se passe dans une famille ? Faut-il interroger l'adolescent ou les parents ? La plupart des travaux qui interrogent à la fois les parents et les adolescents observent des écarts assez importants entre les diverses opinions (Hartos et Power, 2000). Ces écarts ont cependant quelque chose de systématique : les parents ont tendance à valoriser leurs fonctions positives de support, d'affection et de communication. Ils soutiennent, par exemple, qu'ils parlent à leurs adolescents et se préoccupent de leur bien-être, alors que les adolescents expriment un avis différent (Noller et Callan, 1991). « Mais oui, je parle à mon fils », déclare le père ; « Quand mon père me parle, c'est pour m'engueuler ! », dit le fils. Les adolescents s'attachent aux aspects plus problématiques des relations, ils voient plus les conflits que les parents et les amplifient. Chacun est sans doute en partie responsable de cette distorsion. Les parents s'investissent profondément dans leur rôle et ils estiment généralement qu'ils offrent l'affection dont leurs enfants ont besoin, mais tel n'est pas l'avis des jeunes, qui revendiquent plus d'attention et de compréhension. Puisqu'ils sont engagés dans une démarche de prise d'autonomie, les adolescents ont tendance à dénoncer les refus parentaux, alors que les parents déclarent exercer convenablement leur rôle en fixant des règles et en imposant des limites (Cloutier et Groleau, 1987).

Certains travaux laissent toutefois entendre que les adolescents seraient les meilleurs informateurs en matière de réalité familiale. Les parents s'impliquent intensément dans leur rôle, ils ont tendance à surévaluer les fonctions positives de leurs actions et à minimiser les problèmes, voire à les nier. Quelques travaux faisant appel à des observateurs extérieurs à la famille indiquent que les adolescents dressent de la réalité familiale un tableau plus fidèle que ne le font les parents (Noller ; 1994 ; Claes, Lacourse et Bouchard, 1998).

LES DEUX DIMENSIONS DE LA FONCTION PARENTALE

Les travaux qui se sont penchés sur l'analyse des pratiques parentales durant l'enfance et l'adolescence ont tous dégagé les deux mêmes dimensions de base : l'attachement et le contrôle (Baumrind, 1975 ; Maccoby et Martin, 1983 ; Schaeffer, 1965 ; Sears, Maccoby et Levin, 1957). En paraphrasant, on peut affirmer qu'être parent c'est exercer deux fonctions : aimer son enfant, lui exprimer son affection, se porter à son secours en cas de détresse ou de difficultés, mais c'est aussi convenir des règles de conduite, fixer des limites à ne pas franchir et sanctionner les écarts éventuels.

La première dimension concerne la qualité des relations qui relient parents et adolescents ; elle désigne les liens d'affection, la capacité de saisir les demandes et les besoins de l'enfant et d'y répondre en offrant du support émotionnel. Les auteurs rendent compte de cette réalité en utilisant des concepts voisins : il est question d'attachement, de proximité affective, de support, d'acceptation ou de chaleur, par opposition à des notions telles que négligence parentale, hostilité ou rejet. La seconde dimension renvoie au contrôle parental et fait appel au rôle actif qu'exercent les parents auprès de leurs enfants dans leur démarche de socialisation : poser des exigences, convenir des règles de conduite, fixer des limites et appliquer des sanctions en cas de transgression des règles.

L'attachement

Comme indiqué plus haut, l'adolescence constitue un moment crucial dans l'évolution des liens d'attachement au cours de l'existence humaine : les relations avec les parents se modifient, les adolescents se décentrent de l'univers familial et s'investissent dans des relations avec leurs pairs. Les amis revêtent une importance croissante dans la vie émotionnelle et deviennent des figures centrales de proximité et de support. Ce mouvement traduit un élargissement de l'univers social et une ouverture vers le monde extérieur, mais il n'implique nullement une rupture des liens familiaux ni un détachement émotionnel envers les figures parentales. Toutes les enquêtes menées en Amérique du Nord et en Europe montrent clairement que la majorité des parents et des adolescents considèrent que leurs relations sont empreintes de chaleur et de proximité (Collins, 1997). Ces enquêtes indiquent toutefois que de 15 à 20 % des familles éprouvent d'importantes difficultés relationnelles lors de l'adolescence des enfants, marquées par de profonds sentiments d'incompréhension et de rejet, des conflits permanents, des confrontations violentes ou des fugues. La plupart de ces familles avaient toutefois déjà connu des problèmes antérieurs et les difficultés familiales vécues à l'adolescence s'inscrivent dans une histoire d'enfance problématique. La rupture affective avec les parents ne constitue nullement la norme qui conduit à la maturité affective et relationnelle, au contraire, elle risque d'engendrer des difficultés personnelles et de la détresse psychologique (Steinberg, 1990).

Bien que la famille contemporaine ait évolué et que sa composition ait changé, biparentale, monoparentale ou recomposée, la famille continue d'avoir une influence considérable sur le développement des adolescents ; la qualité des relations parentales reste le plus puissant prédicteur de la santé mentale durant et au terme de l'adolescence (Steinberg, 1990). Une multitude de recherches ont établi des liens très clairs entre la qualité des liens parentaux et le développement des individus.

Rice (1990) a observé que la qualité de l'attachement parental à l'adolescence est liée à divers indicateurs du bien-être psychologique et de l'adaptation personnelle à l'âge adulte. D'autres études ont démontré que la qualité de l'attachement envers les parents à l'adolescence est associée à une série de facteurs, tels que la compétence sociale et les capacités d'adaptation face aux événements stressants (Allen *et al.*, 1998). L'attachement parental agit comme un puissant facteur de protection contre la maladie mentale, l'engagement dans des comportements déviants et la délinquance. Les adolescents qui bénéficient d'un niveau élevé d'attachement de la part de leurs parents présentent moins souvent des signes de détresse psychologique tels qu'anxiété ou dépression et se livrent moins souvent à des actions délinquantes (Kobak et Screery, 1988). Plusieurs théoriciens de la délinquance considèrent d'ailleurs que l'attachement parental sert de toile de fond à la construction de la conscience morale. Van Yzendoorn (1997) estime que les formes d'attachement problématiques qui se sont construites durant la petite enfance éveillent la mésentente, sinon l'hostilité, dans les rapports familiaux, au point de perturber l'exercice de la supervision parentale et de brouiller l'intériorisation des normes de conduite, ce qui mène progressivement à la délinquance chez les adolescents.

Les études entreprises auprès d'adolescents présentant des troubles psychologiques indiquent qu'un fort pourcentage de sujets présentent des formes d'attachement fondées sur l'insécurité (Van Yzendoorn et Bakermans-Kranenburg, 1996). Rosenstein et Horowitz (1996) ont évalué le mode d'attachement auprès de 60 adolescents hospitalisés pour troubles psychiatriques et ils n'ont trouvé qu'un seul sujet présentant une forme d'attachement assuré. Ces auteurs ont également examiné les modes d'attachement des mères de ces adolescents ; ils ont observé un haut niveau de concordance mères/adolescents et ont émis l'hypothèse que le développement de troubles psychopathologiques résultait partiellement des expériences relationnelles problématiques vécues avec la mère.

Si on admet que de l'âge de 12 ans à l'âge de 18 ans, les adolescents doivent obtenir de plus en plus d'autonomie, il est tout aussi clair que la rupture affective à l'égard des parents n'est guère souhaitable. L'accès à l'autonomie à l'adolescence se déroule adéquatement dans un cadre de support et d'acceptation. L'affirmation de l'individualité et le maintien des liens d'attachement avec les parents ne sont nullement antagonistes, ils sont au contraire intimement liés. La présence d'un milieu familial chaleureux, ouvert aux débats, offre le lieu le plus propice à l'affirmation de l'identité des adolescents (Grootevant et Cooper, 1986). En revanche, l'absence de liens significatifs, la négligence parentale ou l'existence de conflits majeurs se retrouvent le plus souvent au cœur des problèmes les plus graves qui guettent les jeunes : délinquance, tentatives de suicide, toxicomanie.

Le contrôle parental

Aimer ses enfants, leur témoigner de l'affection, en assumer la responsabilité et leur offrir du support, tout cela définit très clairement la dimension primordiale de la fonction parentale, celle de l'attachement. Être parent comporte une autre dimension centrale : le contrôle. Ce terme fait appel aux demandes parentales et traduit le rôle actif que prennent les parents auprès de leurs enfants en vue de promouvoir le respect des règles et des conventions sociales et d'ainsi assurer l'insertion sociale et la réussite de leurs enfants. Il est question ici de convenir des règles familiales et de veiller à leur application.

Le lien entre la qualité de l'attachement parental et le développement d'habiletés adaptatives chez les enfants, les adolescents et même chez les adultes est direct. Il n'en va pas de même pour le contrôle parental dont les effets sur le développement sont controversés. Certains débats portent sur la quantité optimale que les parents doivent exercer auprès des adolescents en vue de favoriser leur développement personnel ; d'autres concernent la notion même de contrôle car ce terme fait appel à des notions divergentes, voire contradictoires.

Le contrôle coercitif est à différencier du contrôle inductif : la première forme impose des règles de façon autoritaire et ne tolère aucun écart ; la seconde forme laisse place à la négociation, les règles mises en place ne sont pas des lois policières, elles visent à développer les capacités adaptatives chez l'enfant et l'adolescent (Rollins et Thomas, 1979). Barber (1996), quant à lui, distingue le « contrôle psychologique » du « contrôle comportemental ». La première forme désigne une présence parentale intrusive qui ne respecte pas la vie privée de l'adolescent, lui dicte les conduites à suivre et lui impose des modes de pensée. Le contrôle comportemental est d'un autre ordre : il vise à encadrer la vie familiale et scolaire des adolescents, en fixant des règles et des limites qui ne pourront être franchies. Ces deux formes de contrôle ont des effets opposés : le contrôle psychologique limite les capacités de développement et réduit l'accès à l'autonomie et à la maturité, alors que le contrôle comportemental propose des guides et des balises qui servent à protéger contre la déviance (Barber, 1996).

De nombreux travaux abordent la question du contrôle en termes de « supervision parentale », ce qui renvoie à la quantité et à la justesse de l'information que les parents détiennent sur ce qui se passe dans la vie quotidienne des adolescents, particulièrement en dehors de la sphère familiale, à l'école ou avec les amis (Dishion et McMahon, 1998). Les questions posées en vue d'évaluer la supervision sont de l'ordre suivant : « Lorsque je suis en dehors de la maison, mes parents savent avec qui je suis » ; ou « Quand je sors le soir, mes parents savent où je me trouve. » Récemment, Kerr, Statin et Trost (1999) ont entrepris une étude critique de ce concept et ils ont démontré de façon convaincante que, plutôt que d'évaluer la supervision parentale, cette approche mesure la confiance qui règne entre parents et adolescents, car si les parents sont au courant de ce que fait l'adolescent en dehors du foyer, c'est que ce dernier les en informe lors des échanges et des conversations. Pour ces auteurs, au lieu d'examiner ce que les parents savent des comportements extérieurs à la famille, l'évaluation du contrôle parental doit analyser des notions comme les règles familiales, les interdictions et la nécessité d'obtenir les autorisations préalables pour les sorties et les heures de rentrée.

Les études qui examinent les liens entre le contrôle parental et l'adaptation des adolescents indiquent que l'excès autant que l'absence de contrôle se révèlent pénalisants. L'excès de contrôle entraîne des effets négatifs comme des comportements sociaux agressifs, le retrait social, l'inhibition, la faible estime de soi (Dishion, 1990 ; Patterson, 1982). Mais de nombreuses études indiquent par ailleurs que l'absence de contrôle ou le laxisme parental ont un effet négatif sur les résultats scolaires (Dornbush et Wood, 1989), qu'ils peuvent entraîner des actes socialement déviants (Leblanc et Tremblay, 1988) et la consommation de drogue (Loeber et Dishion, 1983).

L'exercice du contrôle parental consiste aussi à fixer des limites qui ne doivent pas être franchies et à déterminer des sanctions lorsqu'elles ont été dépassées. Les travaux qui examinent cet aspect du contrôle parental indiquent que les parents utilisent un large répertoire de stratégies disciplinaires en cas de transgression des règles (Smetana, 1994).

On aborde souvent la question des sanctions disciplinaires en proposant aux adolescents des situations de non-respect des règles familiales ou des situations problématiques permettant de « tester » les réactions parentales. On leur dit par exemple : « Tes parents et toi avez convenu d'une heure de rentrée un samedi soir et tu arrives deux heures en retard, sans avoir prévenu. Quelle sera leur réaction ? » ; ou encore « Tes notes ont baissé de façon très importante lors de ton dernier bulletin. Comment tes parents vont-ils réagir ? » On retrouve d'un côté les pratiques coercitives, comportant des punitions corporelles, et de l'autre des pratiques permissives, qui expriment l'absence de réaction parentale; les réactions punitives et inductives se situent entre ces deux extrêmes.

LES MODES DE SANCTIONS PARENTALES

Mode permissif. Les parents, même s'ils sont ennuyés par la conduite de leur enfant, n'expriment pas ouvertement leur désapprobation; ils ne recourent pas non plus à des sanctions.

Mode inductif. Les parents expriment clairement leur désapprobation et leur volonté de voir changer les choses; ils tentent toutefois de résoudre les problèmes en discutant avec l'adolescent et en l'associant à la recherche d'une solution.

Mode réactif. Les parents expriment fortement leur désapprobation et leur colère par des réprimandes, des reproches, des cris ou des commentaires désobligeants, sans toutefois punir l'adolescent.

Mode punitif. Les parents expriment clairement leur désapprobation et imposent des sanctions (privations de sortie, interdiction de recevoir des amis à la maison, travaux supplémentaires, etc.).

Mode coercitif. Le comportement donne lieu à des sanctions corporelles (gifles ou autres), des insultes ou des menaces sévères.

Les études entreprises pour évaluer les effets de ces modes de sanction soulignent le caractère dévastateur des interventions coercitives, car elles entraînent des sentiments de rejet, de la colère et de l'hostilité, particulièrement auprès des adolescents plus âgés (Dishion *et al.*, 1991). La permissivité parentale et l'incapacité d'établir des limites fermes peuvent donner lieu à des comportements déviants, par exemple s'absenter des cours ou consommer des drogues douces (Claes et Lacourse, 2001). Les mesures punitives sont susceptibles de modifier certains comportements, dans la mesure où la sanction imposée est perçue comme équitable par rapport à la faute commise; les parents pourraient convenir de ceci : « Tu avais une heure de retard, samedi prochain tu rentreras une heure plus tôt. » Les interventions dites inductives sont les plus porteuses en terme de maturité, puisque déceler la présence d'un problème débouche sur une prise de conscience et, éventuellement, sur une tentative de résolution commune du problème.

LES STYLES PARENTAUX

En psychologie, on a classé de multiples façons l'exercice du rôle de parent, mais l'approche la plus élaborée, ayant donné lieu aux travaux les plus utiles, a été mise au point par Baumrind (1978) qui a construit une typologie des styles parentaux autour de deux dimensions : les réponses parentales (*responsiveness*) et les demandes parentales (*demandingness*). On retrouve derrière ces concepts les idées familières qui définissent les deux fonctions parentales : le concept de réponse est proche de celui d'attachement puisqu'il est question de la façon dont les parents répondent aux besoins de l'enfant, l'acceptent et le supportent en cas de difficulté ; les demandes parentales font référence aux exigences et au respect des règles et des limites.

Ces deux dimensions sont considérées comme relativement indépendantes l'une de l'autre ; on peut concevoir par exemple qu'une mère soit très exigeante, mais peu à l'écoute des besoins de l'enfant ou qu'en revanche elle soit très affectueuse et chaleureuse, mais peu tolérante et contrôlante. Baumrind (1971) a défini quatre styles parentaux à partir de deux dimensions qu'on peut représenter sur deux axes : le premier axe fait appel à l'attachement au pôle positif et le rejet, au pôle négatif ; le second axe, celui du contrôle, va de l'excès de contrôle à l'absence de contrôle.

FIGURE 6

Les modèles parentaux

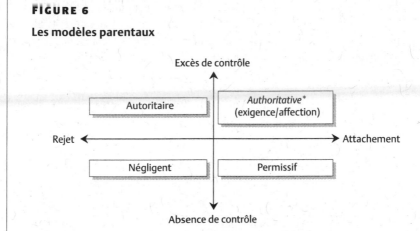

* Le terme *authoritative* n'a pas de correspondant en langue française. Il peut être traduit par l'expression exigence/affection.

LES STYLES PARENTAUX
(Baumrind, 1971)

Le style *authoritative* (exigence/affection). Les parents ont de grandes exigences en matière d'éducation et ils entretiennent des projets pour leurs enfants. Ils imposent des règles et fixent des limites tout en répondant aux besoins des adolescents. Ils font preuve de fermeté et de chaleur, mais ils assument la responsabilité ultime de leurs décisions. Ces parents expriment leur proximité affective et ils dialoguent avec leurs enfants afin de leur faire comprendre leurs décisions.

Le style autoritaire. Les parents préconisent l'obéissance et le respect des règles familiales, mais ils accordent peu de place aux dimensions affectives et relationnelles. Ils considèrent que les enfants et les adolescents doivent se plier aux règles qu'on leur impose et adoptent des mesures disciplinaires punitives en cas de transgression. On recourt peu au dialogue, car ces parents sont d'avis que l'enfant doit se conformer aux exigences parentales, sans discuter.

Le style permissif ou indulgent. Les parents n'utilisent guère la discipline et ils accordent à leurs enfants une grande liberté d'action. Les dimensions émotionnelles de proximité et d'harmonie sont particulièrement valorisées. Les parents se considèrent comme une présence affective à laquelle l'adolescent peut faire appel selon ses besoins. Ils font preuve de compréhension, se montrent tolérants face aux situations problématiques, car ils pensent que l'exercice de l'autorité entrave le développement.

Le style indifférent ou négligent. Ce style se caractérise par l'absence d'attachement émotionnel et l'absence de contrôle et de sanctions. Il s'agit de parents qui, pour des raisons diverses, ont délaissé leurs fonctions parentales; ils sont peu concernés affectivement par ce qui se passe dans la vie de leurs enfants et ne posent guère d'exigences envers eux.

Un certain nombre d'études ont établi des rapports entre les styles parentaux et diverses caractéristiques personnelles et sociales des adolescents (Steinberg *et al.*, 1991). On a pu constater la remarquable efficacité du style *authoritative*. Les adolescents qui vivent dans un tel environnement familial acquièrent une meilleure compétence personnelle, ils s'affirment et réussissent mieux sur le plan scolaire et professionnel. Les adolescents qui ont grandi dans des milieux familiaux autoritaires sont plus passifs, plus dépendants, ils s'affirment moins et ils sont moins adaptés socialement. Les enfants de parents permissifs se déclarent les plus satisfaits des relations qu'ils entretiennent avec leurs parents, mais ces adolescents sont plus sensibles à l'influence des pairs et commettent plus d'actes déviants, par exemple s'absenter des cours et consommer des drogues douces. Le modèle négligent se révèle le plus pénalisant pour le développement : la négligence parentale a été associée à des problèmes comme la dépression et les idéations suicidaires (Tousignant *et al.*, 1988), ainsi qu'à l'extériorisation dans la délinquance ou les conduites antisociales.

LES CONFLITS

Les conflits constituent des situations de confrontation entraînant des répercussions émotionnelles négatives comme la frustration, la colère ou l'humiliation. La notion de conflit implique qu'il y a opposition, mais dans le cas des relations entre parents et adolescents les conflits sont souvent unilatéraux et les adolescents les subissent passivement (Collins et Laursen, 1992) : « Ma mère se fâche, me menace et monte sur ses grands chevaux. — Et toi qu'est-ce que tu fais ? — Moi, je me tais et j'attends que l'orage passe. »

Les conflits entre parents et adolescents sont inéluctables, pour plusieurs raisons qui se conjuguent. La recherche constante d'autonomie, qui constitue une réalité centrale de l'adolescence, entraîne d'inévitables heurts entre parents et adolescents sur la conception des droits, des autorisations ou de l'âge des permissions. Le pouvoir ne se répartit pas également et les malentendus sont nombreux : les parents estiment qu'ils accordent de nombreux privilèges et que les décisions se fondent sur des échanges, alors que les adolescents revendiquent plus de droits et plus de place dans les prises de décision (Cloutier et Groleau, 1987). Le fait que les relations entre parents et adolescents se situent dans le cadre d'obligations augmente les risques de conflits et diminue les possibilités de résolution équitable.

À la différence des enfants, les adolescents disposent de capacités cognitives nouvelles qui leur permettent de mettre en cause les décisions parentales et d'argumenter ; cependant, parents et adolescents ne recourent pas au même registre d'arguments. Lors des discussions, les parents font souvent appel à des règles conventionnelles, du type : « Range ta chambre, dans cette maison tout le monde le fait » ; ou « Tu ne vas pas sortir dans une tenue pareille, qu'est-ce que les gens vont penser ? » De leur côté, les adolescents adoptent ce que Smetana (1989) appelle une « juridiction personnelle », en répliquant : « Ma chambre, c'est chez moi et ce que tu appelles désordre me convient » ; ou « Je me sens bien dans cette tenue et je me moque de l'avis des voisins. » Les parents sont motivés par un souci de conformité sociale, ils connaissent les exigences de la vie en société et veulent que leurs enfants assimilent ces règles, car cela conditionne leur succès et leur adaptation sociale. Les adolescents opposent à ces propos, qu'ils jugent conformistes, un discours d'affirmation personnelle qui soutient leur recherche d'individuation. La confrontation est inévitable.

Les conflits font partie de la vie quotidienne des familles où vivent des adolescents. Parents et adolescents reconnaissent ce fait, tout en soulignant souvent le caractère mineur de ces désaccords : « C'est certain, nous avons nos petites disputes, mais cela finit toujours par s'arranger. » Les conflits peuvent assumer des fonctions positives dans le processus qui mène à l'âge adulte, mais ils peuvent aussi avoir des effets dévastateurs sur le développement des adolescents. Les conflits peuvent favoriser la mise en place d'interactions familiales mieux appropriées lorsqu'ils expriment des désaccords transitoires. De tels conflits exercent des pressions auprès des partenaires, ils peuvent modifier les exigences parentales et la négociation peut contribuer à l'acquisition des compétences sociales des adolescents. Le caractère fonctionnel ou dysfonctionnel des conflits dépend essentiellement du type de climat relationnel qui prévaut dans la famille. Ainsi, la confrontation des points de vue avec les parents permet aux adolescents de s'affirmer, à condition que ces confrontations aient lieu dans un climat familial ouvert, favorisant l'échange de points de vue personnels et tolérant les opinions divergentes (Grootevant et Cooper, 1986). C'est lorsqu'ils surgissent dans un climat de tension et d'hostilité persistantes que les conflits ont des effets défavorables sur le développement. Plusieurs travaux démontrent que la présence de conflits fréquents et sévères entre parents et adolescents constitue un signe de dysfonctionnement familial, qui s'accompagne de difficultés chez les adolescents. Ces difficultés varient selon le sexe. Les garçons vont alors fuir un milieu familial hostile pour se retrouver avec leurs pairs et s'engager plus souvent dans des comportements déviants ; les filles auront plutôt tendance à intérioriser leurs problèmes, sous forme de symptômes dépressifs (Barrera et Li, 1996 ; Collins, 1997).

Patterson (1982) s'est attaché à analyser les modes d'interactions entre parents et enfants qui dominent dans ce qu'il nomme les familles « coercitives ». Il entend par là ces familles qui règlent leur différends en recourant à l'agressivité et à la violence. Deux cas de figure illustrent son propos. Dans le premier cas, le parent tente d'imposer une conduite à l'enfant ou refuse d'accéder à une exigence qu'il juge inacceptable ; il se voit répondre par une montée de l'agressivité chez l'enfant, qui crie, conteste et s'agite ; pour éviter que la crise ne dégénère, le parent bat en retraite. Dans le second cas, c'est le parent qui formule des reproches et des menaces, l'enfant ou l'adolescent nie les faits, conteste violemment ou se pose en victime, le ton monte et le parent rompt la discussion en frappant l'enfant, ramenant ainsi la paix au foyer. Dans les deux cas, le parent s'adresse à un enfant ou à un adolescent difficile, impulsif, tolérant peu la frustration ; et dans les deux cas le gagnant est celui qui fait usage de l'agressivité. Ces modes d'interactions familiales sont propices à l'apprentissage de l'agressivité, car l'enfant ou l'adolescent qui vit dans un tel contexte intériorise une règle de conduite qui lui indique que l'agressivité et la violence constituent des moyens adéquats pour régler les conflits. Les travaux de Patterson et de son équipe confirment qu'une famille qui règle ses différends de façon coercitive favorise l'émergence de comportement agressifs chez les enfants et les adolescents, non seulement au sein de la famille, notamment auprès de la fratrie, mais également à l'extérieur, à l'école et avec les compagnons de jeu (Bank, Patterson et Reid, 1996).

LA MESURE DES CONFLITS

La méthode classique d'évaluation des conflits consiste à demander aux adolescents, aux parents ou aux deux groupes d'identifier, dans la liste qu'on leur procure, le nombre de fois qu'une question a donné lieu à des confrontations et de mesurer le niveau d'intensité de ces confrontations (Printz *et al.*, 1979). Cette façon de faire permet d'évaluer la fréquence des conflits, mais ne renseigne pas sur leur effet émotionnel. L'incidence émotionnelle des conflits constitue une dimension majeure lorsqu'on veut savoir quel est le rôle des conflits dans le développement car, plus que la fréquence des conflits, c'est le degré de tristesse et de frustration, les sentiments de colère ou d'injustice que les conflits soulèvent chez ceux qui les vivent qui doivent être pris en compte (Laursen et Collins, 1994).

Le questionnaire mis au point par Printz *et al.* (1979) a été abondamment utilisé pour étudier les conflits chez les adolescents, particulièrement dans les relations familiales. D'autres auteurs proposent, par exemple, à une mère et à sa fille de discuter d'un thème « chaud » qui fait habituellement l'objet de conflits ; les échanges sont enregistrés et évalués selon une grille préétablie. Cependant, de l'avis même des parents et des adolescents, ces mises en situation sont artificielles et très différentes de la vie réelle. On négocie davantage, on évite les confrontations et on cherche des compromis (Robin et Foster, 1989).

Le conflit est une réalité dyadique, il implique une opposition entre deux protagonistes. Il paraît donc important de recueillir des informations auprès de chacun des partenaires afin de brosser un portrait qui soit plus proche de la réalité. Mais ici encore on se heurte à la question de la discordance entre les informateurs, comme on l'indiquait plus haut dans ce chapitre, car parents et adolescents font une lecture différente de la réalité. On constate, par exemple, que la concordance est réduite lorsqu'on examine la fréquence des conflits (Robin et Foster, 1989) : les adolescents ont tendance à surévaluer la fréquence et l'intensité des conflits, alors que les parents ont tendance à minimiser ces événements. Cela s'explique par le rôle et la position de chacun, les parents insistant sur l'intention éducative de leurs interventions et de leurs discours, alors que les adolescents dénoncent les aspects négatifs de ce qu'ils perçoivent comme des reproches ou des intrusions dans leur vie personnelle.

L'ÉVOLUTION DES RAPPORTS AVEC LES PARENTS DURANT L'ADOLESCENCE

L'évolution des rapports entre parents et adolescents se caractérise à la fois par la continuité et le changement : continuité des fonctions essentielles exercées par les parents et changement des modes d'interaction entre parents et adolescents (Collins et Luebker, 1994). Les fonctions de support et d'attachement se révèlent essentielles tout au long de l'adolescence et les données de recherche indiquent clairement que la majorité des parents offrent le soutien requis de façon adéquate et ininterrompue durant l'enfance et l'adolescence. Si l'attachement se maintient, les modes d'interaction entre parents et adolescents évoluent considérablement durant l'adolescence. Une chute spectaculaire, et constante, du temps passé en famille de l'âge de 10 ans à l'âge de 18 ans et donc une forme de désengagement à l'égard de la famille, au profit du temps passé à l'extérieur, peuvent être observées. Le temps consacré à des activités communes ou à des conversations avec les parents diminue très sensiblement et constamment (Larson *et al.*, 1996).

La distance affective entre adolescents et parents se creuse au moment de la puberté, alors que les amis prennent une place grandissante dans la vie sociale et émotionnelle. Cette distance augmente pour atteindre un sommet vers l'âge de 15 ou 16 ans et diminuer au début de la vingtaine (Collins et Russel, 1991). Ainsi, l'adolescence constitue très souvent une période éprouvante pour les parents ; durant le cycle de la vie conjugale, c'est au moment de l'adolescence de leurs enfants que la satisfaction des parents est au plus bas (Argyle et Anderson, 1985).

Les liens entre parents et adolescents évoluent à partir d'un modèle de relations dominées par l'exercice unilatéral de l'autorité parentale au cours de l'enfance, vers un modèle de négociation coopérative qui définit idéalement les relations au début de l'âge adulte (Youniss et Smollar, 1985). C'est ce qu'illustre l'exemple suivant. Lorsque la mère de Manon, huit ans, lui dit de rentrer et d'aller se coucher, Manon déclare tristement à ses amies : « Je dois rentrer. — Pourquoi ?, demandent ses amies. — Parce que ma mère le veut. » L'autorité maternelle s'impose comme une fatalité. Mais les choses changent à l'adolescence et Manon va progressivement revendiquer sa part dans les prises de décision, elle argumentera et tentera de démonter le système d'autorité maternelle. Au début de l'âge adulte, lorsque la mère de Manon recommande à sa grande fille de 21 ans d'être discrète en rentrant à la maison, la nuit, « car tu connais ton père, un rien le réveille et cela le rend furieux », Manon la rassure en disant : « Ne t'inquiète pas, maman, je rentrerai par la porte arrière, sans bruit, comme une souris. » La coopération et l'interdépendance imprègnent désormais les rapports entre la mère et sa fille.

Collins et Luebcker (1994) se sont intéressés à l'évolution des interactions familiales et ils proposent un modèle de « violation/réarrangement » pour rendre compte de l'évolution des rapports entre parents et adolescents. La revendication de liberté et d'autonomie qui s'exprime de plus en plus durant l'adolescence occasionne une constante violation des règles familiales, ce qui entraîne conflit, contestation et négociation, pour déboucher sur un réaménagement des attentes parentales et une redéfinition de la relation entre parents et adolescent. Ce modèle peut être illustré à l'aide d'un exemple familier aux parents d'adolescents : il s'agit des heures de rentrée, lors des fins de semaine. Les ententes à ce sujet sont régulièrement transgressées : « J'avais dit 11 heures et regarde la montre, il est presque minuit ! » Les jeunes vont s'expliquer, argumenter, revendiquer une rentrée plus tardive et continuer à dépasser les heures convenues, jusqu'au jour où les parents vont réviser les règles : « Au fond, il, ou elle, est raisonnable, on pourrait lui permettre de rentrer plus tard, peut-être minuit. »

DIFFÉRENCES ENTRE LES SEXES

La question des différences entre les sexes se pose fréquemment lorsqu'on aborde les relations entre parents et adolescents. Garçons et filles entretiennent-ils les mêmes modes de relations avec leurs parents ? Observe-t-on des différences selon le sexe du parent ? Qu'en est-il des dyades mère/fille et père/fils ?

Dans l'ensemble, les chercheurs constatent que les relations affectives qu'on tisse avec chacun des parents sont similaires pour les deux sexes ; garçons et filles expriment un niveau comparable d'attachement et de proximité envers la mère et le père (Oliveri et Reiss, 1987 ; Hill et Holmbeck, 1987). Des différences apparaissent au niveau du contrôle : les filles se sentent plus étroitement surveillées par les parents, elles estiment qu'ils sont moins tolérants et qu'ils leur imposent plus de restrictions. Cela traduit une réalité objective, si les filles revendiquent plus d'autonomie que les garçons, c'est que le contrôle parental s'exerce sur elles de façon plus serrée, car les parents contemporains entretiennent des exigences plus sévères dans le cas des filles pour les heures de sortie ou la fréquentation des amis.

Les différences les plus marquées apparaissent lorsqu'on examine le sexe du parent. Les adolescents, garçons et filles, expriment plus de proximité envers la mère, qui apparaît comme le personnage familial central sur le plan affectif ; les contacts avec la mère sont plus nombreux et plus longs et les conversations plus intimes qu'avec le père (Claes, 1998 ; Collins et Russel, 1991 ; Noller et Callan, 1990). Le père occupe une position sensiblement plus faible lorsqu'on s'attache à des éléments comme le temps passé ensemble, les activités partagées ou le degré d'intimité des conversations. Le tableau s'inverse pour les conflits, garçons et filles ayant plus de conflits avec la mère qu'avec le père. Montemayor et Hanson (1985) expliquent ce fait par une présence réduite des pères dans les tâches de supervision quotidienne : les pères étant moins présents, les occasions de confrontation sont moins nombreuses. Les mères sont également plus engagées dans la vie affective et relationnelle des jeunes, elles sont plus perturbées lorsque les choses tournent mal, leur bien-être psychologique est plus affecté que celui du père par les conflits familiaux et par l'expression de détachement à l'égard de la famille (Steinberg, 1987).

La réflexion sur les dyades mère/fille ou père/fils s'alimente à diverses hypothèses psychanalytiques qui supposent une intensification des difficultés au sein des dyades de même sexe (Chodorow, 1978). Au terme d'une revue des travaux consacrés à cette question, Collins et Russel (1991) mettent en doute cette théorie, ils observent que si toutes les relations parents/adolescents connaissent des difficultés passagères au terme de la puberté, les dyades de même sexe ne semblent pas plus problématiques que les autres. Une dyade paraît plus particulièrement marquée par des tensions persistantes : la dyade père/fille. Plusieurs explications ont été avancées pour rendre compte de ce phénomène, y compris celles qui concernent l'interdit de l'inceste. Plusieurs auteurs voient plutôt ces tensions comme le fruit du manque d'« expressivité » affective des pères qui, ne pouvant répondre aux attentes de proximité émotionnelle de leurs filles, suscitent dépit et frustrations (Youniss et Ketterlinus, 1987).

LE DIVORCE PARENTAL À L'ADOLESCENCE

Comme on le signalait au début de ce chapitre, le nombre de divorces a constamment progressé au cours des dernières décennies, au point que près d'un adolescent sur trois vivra la séparation de ses parents avant 16 ans. De nombreuses études ont cherché à saisir quelles étaient les répercussions du divorce auprès des enfants et des adolescents, en examinant des dimensions telles que l'adaptation psychologique et sociale, le concept de soi, les résultats scolaires et l'univers des relations sociales. Les conclusions de ces études sont loin d'être convergentes (Amato et Keith, 1991).

L'étude de Wallerstein et Kelly (1983) a longuement dominé la réflexion dans ce domaine, en soulignant les effets dévastateurs et les conséquences dramatiques et durables du divorce des parents sur toute la vie psychologique et sociale des enfants et des adolescents. Les auteurs ont entrepris une étude clinique auprès de familles ayant vécu le divorce et qui recherchaient de l'aide.

La valeur méthodologique de cette étude a toutefois été sérieusement mise en doute. On a particulièrement reproché les biais qui ont prévalu lors de la composition de l'échantillon, l'absence d'un groupe contrôle n'ayant pas connu de divorce et l'absence de mesures systématiques au profit d'une sélection de témoignages rapportant les propos les plus dramatiques. D'autres travaux, menés notamment par Hetherington *et al.* (1989) et par Emery (1999), ont examiné les effets du divorce de façon plus rigoureuse. Ils ont débouché sur des conclusions plus nuancées : la séparation parentale déclenche une crise porteuse de stress pour les enfants et les adolescents et occasionne des difficultés sur le plan émotionnel, relationnel et comportemental. Généralement, ces problèmes se résorbent après une période qui dure environ deux ans, au terme de laquelle les enfants et les adolescents s'adaptent généralement à leur nouvelle situation familiale. Amato et Keith (1991) ont passé en revue plus de 90 études consacrées à près de 13 000 enfants et adolescents ; ils ont constaté que le divorce engendre une série de problèmes d'adaptation psychologique, tels que sentiments de tristesse, réduction du bien-être personnel, baisse du rendement scolaire et des ambitions professionnelles, diminution du réseau social, mais que la présence de problèmes graves et persistants est rare. Deux risques majeurs menacent la famille lorsque les parents se séparent : l'appauvrissement matériel et social et la présence de conflits (Saint-Jacques, Drapeau et Cloutier, 2000). Le départ d'un parent, le plus souvent du père, peut diminuer de façon importante les revenus familiaux ; ce départ entraîne également une réduction, sinon une perte, des contacts avec tout un pan de la famille élargie. Si le divorce est souvent choisi comme solution pour résoudre des conflits jugés insupportables, il ne met pas fin à ces conflits ; au contraire, les déchirements, la détérioration du climat, les conflits d'allégeance envers l'un ou l'autre parent caractérisent souvent la période qui suit la séparation.

La question de savoir si le divorce affecte plus les garçons que les filles est controversée. Il semble que garçons et filles éprouvent des difficultés de nature différente lors du divorce et de la reconstruction familiale (Saint-Jacques, Drapeau et Cloutier, 2000). Les garçons seraient plus affectés par le départ d'un parent, le plus souvent le père, que les filles ; en revanche, les garçons s'accommoderaient mieux que les filles de la réorganisation familiale, lorsque la mère trouve un nouveau compagnon. Une observation ressort clairement des recherches : parmi les groupes d'âge, les adolescents sont les plus affectés par le divorce parental. Deux facteurs expliquent ce fait. Les adolescents auraient gardé un souvenir plus vif des événements car, à la différence des jeunes enfants, ils gardent en mémoire les conflits qui ont déchiré la famille. Tout ce qui relève de l'exercice de l'autorité et de la gestion des conflits lors de la revendication d'autonomie de la part des adolescents constitue une autre source de difficultés, car l'absence d'un parent contribuerait à exaspérer les sources de tension familiale (Saint Jacques, Drapeau et Cloutier, 2000).

LES DIFFÉRENCES CULTURELLES

Au terme de l'analyse de données auprès de multiples cultures, l'universalité des relations d'attachement et la prédominance, à travers toutes les cultures de la planète, de relations parentales fondées sur l'amour, l'affection et le support ressortent clairement (Van Yzendoorn et Kroonenberg, 1988). La présence de conflits entre parents et adolescents constituerait une autre donnée qui semble universelle. On pourrait penser que les antagonismes entre la génération des adolescents et celle des parents représentent un phénomène propre aux sociétés occidentales modernes. Rien n'est moins vrai, déclarent Schlegel et Barry (1991), qui, à partir d'observations anthropologiques réalisées auprès de 186 sociétés préindustrielles, constatent la présence de conflits entre parents et adolescents dans la majorité des sociétés.

La culture constitue pourtant un important facteur, qui différencie et structure les multiples dimensions de la vie familiale, comme la cohésion familiale, l'exercice de l'autorité parentale ou l'usage des sanctions. La plupart des travaux qui examinent l'influence de la culture sur les relations sociales s'appuient sur les notions d'individualisme et de collectivisme (Berry *et al.*, 1992). La société nord-américaine entre dans le groupe qui valorise les dimensions individualistes ; les parents accordent une importance accrue au développement de l'autonomie et de l'indépendance chez l'enfant et l'adolescent. On insiste sur les objectifs personnels ; l'initiative et l'autonomie sont considérées comme des signes de maturité et sont fortement préconisées dans l'éducation. D'autres cultures valorisent les dimensions collectives et mettent l'accent sur les valeurs familiales, telles que le respect de l'autorité parentale, le support mutuel et l'allégeance à la famille (Cooper, 1994). La plupart des sociétés asiatiques et latines répondent au second modèle.

L'exercice de l'autorité parentale, la tolérance à l'égard de certaines réalités propres à l'adolescence, comme la fréquentation des amis, les relations avec l'autre sexe, les relations sexuelles ou l'usage de sanction en cas de transgression des règles, tout cela donne lieu à d'importants écarts entre les cultures. Youniss (1994) a dégagé les principes centraux de la « philosophie démocratique » qui prédominent dans la culture éducative familiale nord-américaine ; depuis longtemps, les parents de la classe moyenne ont délaissé les méthodes punitives et ont adopté les méthodes psychologiques, qui font appel au raisonnement, au libre arbitre de l'enfant et à son sens des responsabilités. D'autres cultures, notamment les cultures latines et asiatiques, définissent les rapports parentaux de façon plus formelle et recourent plus souvent à des pratiques marquées par des approches autoritaires et punitives (Cooper, 1994). Il faut également souligner l'extraordinaire variation entre les cultures quant aux modes de sanctions que les parents réservent aux adolescents. On sait par exemple que dans certaines cultures les punitions corporelles sont fréquentes et valorisées comme mode de contrôle des enfants et des adolescents, alors que ces pratiques sont fermement condamnées dans d'autres cultures (Qasem *et al.*, 1998 ; Youniss, 1994).

*

* *

La famille contemporaine a connu depuis une trentaine d'années des bouleversements qui se traduisent par l'évolution spectaculaire de multiples indicateurs démographiques : une baisse de la natalité, une augmentation du nombre de divorces, de la monoparentalité et des familles reconstituées. La famille continue néanmoins d'avoir une influence considérable sur le développement des enfants et des adolescents et la qualité des liens qui rattachent les parents et les adolescents reste le meilleur indice de l'adaptation psychosociale à cette période de la vie.

Être parent comporte deux fonctions principales : l'attachement et le contrôle. La façon d'exercer chacune de ces fonctions a d'importantes répercussions sur le développement des adolescents. Nombre d'études ont établi des liens très clairs entre la qualité de l'attachement parental et le développement des individus, alors que le détachement ou la rupture des liens affectifs entraînent des conséquences fâcheuses pour l'adaptation et la santé mentale. Le rôle du contrôle sur le développement est plus controversé, car ce terme fait appel à des notions contradictoires : le contrôle inductif vise le développement de l'autonomie et la prise de responsabilité personnelle, alors que le contrôle coercitif impose des règles et des sanctions de façon autoritaire ; le contrôle comportemental encadre la vie quotidienne des adolescents, alors que le contrôle dit psychologique envahit de façon intrusive l'univers privé des adolescents et limite l'accès à la maturité émotionnelle. L'exercice optimal du contrôle parental se situe entre deux extrêmes, car l'excès autant que l'absence de contrôle se révèlent pénalisants pour le développement des adolescents.

Plusieurs styles ont été définis à partir des deux fonctions parentales : l'attachement et le contrôle. Ici encore, l'exercice d'un style éducatif qui associe les demandes parentales et le contrôle ferme d'une part, les réponses chaleureuses et l'affection d'autre part, se révèle d'une remarquable efficacité lorsqu'on examine des dimensions telles que les résultats scolaires et professionnels et la maturité sociale.

Les conflits entre parents et adolescents sont inévitables, et cela pour plusieurs raisons qui tiennent au développement même des adolescents engagés dans la recherche d'autonomie ; ceux-ci disposent de capacités cognitives nouvelles, leur permettant d'argumenter et de faire valoir leur point de vue. Pourtant, le tableau qui se dégage lorsqu'on examine les familles avec adolescents est relativement harmonieux. Parents et adolescents reconnaissent l'existence de conflits, mais considèrent que ceux-ci n'entament pas gravement le climat familial, car si les revendications d'autonomie des adolescents représentent une constante source de confrontation, l'autonomie favorise la négociation et impose une redéfinition des attentes parentales. Les conflits peuvent donc assumer des fonctions positives dans le développement des adolescents et soutenir l'évolution des interactions familiales. Les conflits entraînent toutefois des effets défavorables sur le développement lorsqu'ils surviennent dans un climat familial marqué par la tension, l'hostilité et la coercition.

Le niveau d'attachement et de proximité affective à l'égard de chacun des parents est comparable dans le cas des filles et des garçons, c'est le sexe du parent qui influence le plus les relations : la mère se révèle être la personne centrale pour ce qui est de la proximité et de l'affection, alors que le père occupe généralement un rôle plus distant sur le plan affectif et relationnel. La culture constitue finalement un puissant facteur qui modèle et structure les pratiques parentales durant l'enfance et l'adolescence. Si l'attachement caractérise universellement les liens parentaux, l'exercice du contrôle auprès des adolescents varie énormément selon les cultures ; le modèle démocratique, qui met l'accent sur la négociation et la participation de l'adolescent aux prises de décision, est préconisé dans la plupart des sociétés occidentales, mais d'autres cultures définissent les rapports de façon plus rigide et adoptent plus souvent des approches autoritaires.

6

LES RELATIONS D'AMITIÉ : RÉCIPROCITÉ ET MUTUALITÉ

De tous temps, philosophes et poètes ont célébré les vertus de l'amitié. Plusieurs auteurs anciens, Aristote et Cicéron par exemple, ont consacré de longues pages à analyser les mérites et les multiples bienfaits de l'amitié. Tous deux considèrent l'amitié comme une valeur indispensable à la vie : « Sans ami, nul ne voudrait vivre[1] », proclame Aristote. « Est-ce vivre que de ne pouvoir se reposer dans l'affection d'un ami[2] ? », déclare Cicéron. La réflexion des Anciens sur l'amitié nous entraîne très loin des considérations qui nous sont familières lorsque nos contemporains abordent ces questions. L'amitié est vue par les Anciens comme un parfait accord entre les êtres, une sorte de vertu suprême, la plus parfaite des relations humaines, qui projette l'individu hors de soi vers l'autre, le transforme et le rend meilleur.

Ce qui fonde la supériorité de l'amitié sur les autres relations humaines selon les Anciens, c'est son caractère libre et désintéressé : ce que l'ami désire par-dessus tout, c'est le bien de l'autre. Montaigne est sans doute l'auteur français qui a le plus finement analysé les rapports amicaux, en se référant à sa propre expérience et aux liens qui l'unissaient à Étienne de La Boétie.

---

1. Aristote. *Éthique à Nicomaque*. Paris : Flammarion, 1965.
2. Cicéron. *De l'amitié*, Paris : Hattier, 1959.

Dans ses *Essais*, Montaigne analyse cette relation unique et exclusive ; il souligne à son tour le caractère serein, libre et gratuit des amitiés et le caractère violent et changeant de l'amour. L'amitié est le lien social le plus parfait, « car elle n'a d'autres fins qu'elle-même[3] ».

La psychologie contemporaine a pris ses distances face à cette vision idyllique et considère que l'amitié, comme toute forme de relations interpersonnelles, est marquée par des imperfections et par des difficultés, comme les conflits, les jeux de pouvoir, sinon les infidélités et les ruptures, mais elle a toujours manifesté un vif intérêt pour l'étude des amitiés. Les amitiés ne se fondent ni sur les rapports de parenté ni sur l'attrait sexuel et elles offrent ainsi un lieu privilégié pour analyser les affinités interpersonnelles, ces liens qui unissent des personnes qui se choisissent mutuellement et librement (Maisonneuve et Lamy, 1993).

DÉFINITION DES LIENS D'AMITIÉ

Chacun sait ce qu'est l'amitié, mais il est difficile de s'entendre lorsqu'il s'agit de convenir d'une définition. Cela tient à plusieurs facteurs. L'amitié est une forme de relation interpersonnelle, toutefois c'est également un idéal hautement valorisé et la réflexion sur l'amitié chemine constamment entre ces deux pôles. L'amitié est plus qu'une catégorie qui définit une position sociale relative, comme « collègue » ou « voisin » ; ce terme évoque à la fois la qualité et le caractère d'une relation. Les variations entre les niveaux de proximité compliquent encore la question. On peut parler des connaissances, des copains et des copines, ou des ami(e)s ; il faut s'entendre sur ces termes pour savoir si on désigne les mêmes réalités.

Chaque auteur propose une définition qui lui est propre et qui met en évidence l'un ou l'autre aspect de cette relation. La définition suivante, inspirée de Hays (1988), a le mérite de rassembler les principaux éléments constitutifs de l'amitié : il s'agit d'une forme de sociabilité reposant sur une interdépendance volontaire entre deux personnes, visant principalement des objectifs relationnels et émotionnels et assurant proximité, intimité et assistance mutuelle. Cette définition met l'accent sur le caractère libre et spontané de l'amitié qui

---

3. Montaigne. *Les essais*. Paris : Seuil, 1967.

échappe, dans une large mesure, aux contraintes et aux pressions sociales. L'amitié n'a d'autre but qu'elle-même et les plaisirs que procure la rencontre avec autrui. Enfin, on insiste sur l'intimité et le support mutuel.

Sociologues et psychologues sociaux se sont depuis longtemps attachés à l'analyse des relations d'amitié ; on peut relever, à travers les récits qui relatent la naissance d'une amitié, une insistance sur le caractère à la fois sélectif et électif de ce lien (Maisonneuve et Lamy, 1993). Ces récits soulignent le fait que l'ami a fait l'objet d'un choix parmi plusieurs personnes, que c'est une forme de prédilection qui a présidé à ce choix. C'est le célèbre « par ce que c'estoit luy, par ce que c'estoit moy » qu'utilise Montaigne pour décrire la force du lien d'amitié qui le lie à Étienne de La Boétie.

Si les notions de sélection et de choix président à la construction des amitiés, ce sont les affinités qui garantissent le maintien d'une amitié durable, affinités qui se fondent sur une expérience immédiate ou progressive. L'affinité se différencie de la préférence, qui est unilatérale, car elle s'appuie sur une rencontre et implique une double démarche affective que recouvre la notion « d'être ensemble » pour les deux partenaires (Maisonneuve et Lamy, 1993). L'intimité constitue une autre dimension constamment évoquée lors des réflexions sur l'expérience de l'amitié : l'ami(e) est celui ou celle dont on se sent proche, avec qui on partage des confidences et à qui on révèle des aspects privés de soi qu'on ne confie pas à d'autres.

Mais c'est le principe de la réciprocité qui loge au cœur de cette relation, et qui lui confère son essence et la différencie des autres relations interpersonnelles. Les amitiés s'appuient d'abord sur l'attrait mutuel entre des personnes qui « s'appellent et se répondent » (Maisonneuve et Lamy, 1993). À tout âge, les idées de mutualité ou de « réciprocité symétrique » sont évoquées pour caractériser cette relation. Comme le soulignent Hartup et Stevens (1999), le *give and take* (je donne et je prends) est le thème le plus constant dans le discours sur l'amitié, à toutes les étapes de la vie. On constate sans doute des différences (dans l'évocation de l'amitié en terme de complexité ou d'organisation) au fil des années, mais ces changements sont parallèles à ce que l'on voit ailleurs et reflètent l'évolution du développement cognitif. Alors que, chez les enfants, le partage des jeux et la réciprocité matérielle prédominent, le thème de l'intimité, qui surgit à la préadolescence, fait appel à de nouvelles dimensions de la réciprocité : l'échange de confidences, la révélation mutuelle de soi et la loyauté. Le thème de la réciprocité perdure tout au long de l'âge adulte, à travers des notions comme le support mutuel et la confiance partagée.

IMPORTANCE ET FONCTIONS DES AMITIÉS À L'ADOLESCENCE

L'amitié est une réalité hautement valorisée durant toute l'existence : pendant l'enfance, à l'adolescence, à l'âge adulte et durant la vieillesse. À tout âge, la plupart des femmes et des hommes déclarent avoir des amis et ils s'en réjouissent. S'ils n'en ont pas, comme c'est le cas de plusieurs hommes dans la quarantaine, ils se désolent et affirment qu'ils en avaient lorsqu'ils étaient plus jeunes mais que les aléas de la vie les en ont séparés (Levinson, 1978). À tout âge, on recherche les mêmes avantages : le plaisir des rencontres, l'échange des confidences et le fait de pouvoir compter sur une aide inconditionnelle.

À l'adolescence, les relations d'amitié revêtent toutefois une importance plus cruciale qu'à n'importe quelle autre période de la vie. C'est à l'adolescence que les garçons et les filles disposent du réseau d'amitié le plus étendu. Le groupe des amis constitue de loin la catégorie la plus importante parmi les personnes significatives citées par les adolescents : près de 50 % de leur réseau social (Blyth, Hill et Thiel, 1982). C'est durant l'adolescence que l'on fréquente les amis le plus assidûment, pratiquement chaque jour, et qu'on leur consacre le plus de temps (Claes et Poirier, 1994). C'est à cette époque qu'on insiste le plus sur l'importance d'avoir des amis, au point que l'idée de vivre sans amis paraît intolérable : « N'avoir pas d'amis ... je crèverais ! » (Bernard, 16 ans) ; « Si je n'avais pas d'amies, seulement mes parents, je serais comme coupée de tout ce qui se passe dans le monde » (Sylvie, 17 ans)[4].

Parmi les activités qui ponctuent la vie des adolescents, se retrouver avec les amis est de loin ce qui procure le plus de plaisir. Mais il y a plus que le plaisir et si les relations d'amitié occupent une telle place dans la vie des adolescents, c'est qu'elles assument une série de fonctions stratégiques auprès d'individus qui se trouvent conjointement confrontés à une même série de réalités développementales : la nécessité de s'émanciper de la tutelle parentale, l'accès aux réalités hétérosexuelles et la construction de l'identité.

---

4. Commentaires recueillis dans un document vidéo portant sur l'amitié chez les adolescents (Claes, 1993).

L'affirmation de l'autonomie constitue une des principales tâches de l'adolescence ; la fréquentation des amis favorise l'appropriation progressive d'une vie sociale en dehors du foyer et de la zone d'influence parentale. La fréquentation des amis ouvre sur l'univers du dehors, et, pour la première fois, l'individu participe activement à la construction de son univers social, en dehors de la famille. La quête d'autonomie qui s'exprime tout au long de l'adolescence passe par une constante négociation des règles et des droits ; fréquenter ses amis, s'adonner à des loisirs hors du foyer, décider des heures de rentrée ou de sa tenue vestimentaire, tous ces éléments jouent un rôle central dans cette dynamique (Youniss et Smollar, 1985).

L'engagement progressif dans les activités hétérosexuelles constitue un autre fait marquant de l'adolescence et le groupe des amis occupe une place tout à fait centrale à cet égard, puisque c'est au sein de ce groupe qu'auront lieu les premières rencontres avec l'autre sexe. La recherche classique de Dunphy (1963), qui a observé l'évolution de la composition des groupes au terme de l'enfance et durant l'adolescence, illustre très bien ce phénomène. La figure 7 rapporte l'évolution de la composition sexuelle des groupes au

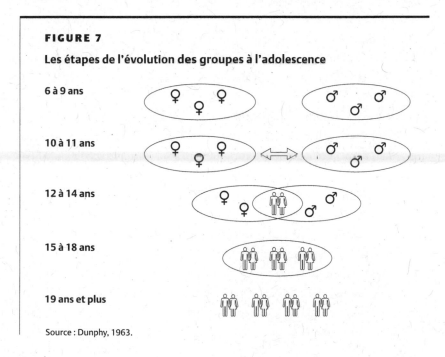

FIGURE 7

Les étapes de l'évolution des groupes à l'adolescence

Source : Dunphy, 1963.

terme de l'enfance et durant l'adolescence. Vers huit et neuf ans, les groupes sont clairement «unisexués», garçons et filles restent entre eux et se livrent à des jeux propres à chaque sexe : les filles jouent à l'élastique, à la marelle et dansent à la corde; les garçons jouent au foot ou au ballon chasseur. Cette situation perdure à 10 et 11 ans, mais on observe à cette époque les premiers contacts entre filles et garçons, qui adoptent souvent une tournure antagoniste, sous le mode de la provocation. Vers 12 ou 13 ans, les premiers échanges hétérosexuels apparaissent et les premiers couples se forment au sein des groupes. Ces couples sont souvent constitués de filles et de garçons qui ont un statut social élevé dans le groupe. Les couples, le plus souvent éphémères, se multiplient tout au long de l'adolescence; cela entraînera d'ailleurs, vers 18 ou 19 ans, la dislocation du groupe initial, au profit de couples ayant des relations privilégiées. Le groupe des adolescents qui avait comme mission de favoriser la rencontre et la formation des couples perd de son importance et disparaît.

Même si l'étude de Dunphy date de 40 ans, le modèle qu'il a proposé est toujours considéré comme valable aujourd'hui, car il traduit clairement une des fonctions centrales des groupes à l'adolescence : favoriser les premières rencontres avec l'autre sexe. Certains adolescents n'entrent toutefois pas dans ce moule, car nombre d'entre eux évitent d'affronter les rencontres hétérosexuelles. Cette démarche présente pour eux des défis excessifs; qu'on pense aux filles et aux garçons souffrant d'inhibition sociale ou à ceux ou celles qui offrent une image corporelle très déviante. C'est également le cas des adolescents homosexuels.

Les relations d'amitié assument une autre fonction centrale chez les adolescents, puisqu'elles leur permettent d'explorer des réalités interpersonnelles nouvelles et d'acquérir d'importantes habiletés sociales. L'engagement progressif dans l'intimité qui émerge à l'adolescence et qui se traduit par la recherche de proximité, l'échange de confidences, et la révélation de soi, se réalise d'abord dans les relations d'amitié avec des amis de même sexe. L'amitié offre ainsi une sorte de laboratoire social, un lieu unique d'apprentissage des habiletés relationnelles que n'apportent pas les relations avec les parents, marquées par des rapports hiérarchiques et asymétriques. Parler de soi, être à l'écoute de l'autre, régler les conflits de façon non conflictuelle constituent autant d'habiletés qui caractérisent la maturité adulte et qui ne peuvent s'acquérir qu'au sein de relations fondées sur l'égalité et la réciprocité.

LE RÉSEAU DES AMIS

On peut concevoir le réseau des amis comme un ensemble de cercles concentriques composés de personnes différentes (figure 8). Au centre se trouve le petit nombre des amis intimes, le «réseau de proximité» (Cotterell, 1996). Dans les études, on repère souvent quatre ou cinq personnes répondant à des critères tels que «les personnes de ton âge que tu rencontres souvent, dont tu te sens proche et avec qui tu partages beaucoup de choses». Le deuxième cercle des amis ou des copains constitue le «réseau des échanges»; ce groupe est composé en moyenne de 20 personnes, mais les variations individuelles sont importantes. Il s'agit de jeunes qui se sont connus à l'école ou dans le quartier; ils ne se fréquentent pas régulièrement, mais se rencontrent épisodiquement, principalement durant les activités de loisir, lors des fins de semaine et des sorties. Il y a enfin le troisième cercle des connaissances, celui

FIGURE 8

Le réseau des amitiés à l'adolescence

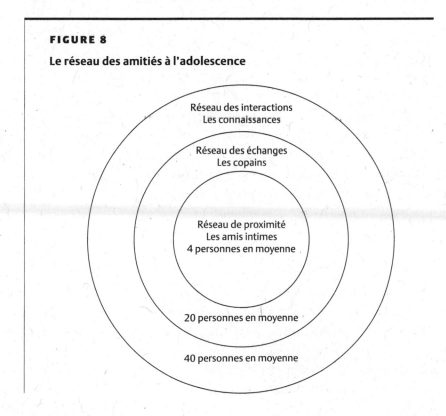

Réseau des interactions
Les connaissances

Réseau des échanges
Les copains

Réseau de proximité
Les amis intimes
4 personnes en moyenne

20 personnes en moyenne

40 personnes en moyenne

«des garçons et des filles de ton âge, que tu connais bien et auxquels tu parles quand tu les rencontres pour dire plus qu'un simple bonjour». C'est le «réseau des interactions», composé, en moyenne, d'une quarantaine de personnes, mais ici aussi le nombre varie beaucoup puisque cela peut aller de 15 à 90 personnes.

La question de la stabilité des amitiés adolescentes est controversée. Selon Epstein (1983), les amitiés des adolescents sont instables et changeantes. Cela est sans doute le cas du réseau des échanges; certains liens se font et se défont selon les saisons et les événements. Berndt et Hoyle (1985) considèrent au contraire que les relations qu'on entretient avec les amis intimes sont souvent stables, puisque près de la moitié des adolescents interrogés déclarent fréquenter leurs amis intimes depuis près de trois ans. Si 25 % des sujets connaissaient leur meilleur ami depuis moins d'un an, un autre quart le fréquentait depuis plus de cinq ans. Certains adolescents fréquentaient leurs meilleurs amis depuis plus de 10 ans! Leur histoire d'amitié remontait au tout début de la scolarité primaire.

LES CONVERSATIONS

Le temps passé avec les amis augmente considérablement à la préadolescence pour atteindre près de 10 heures par semaine à 15 ans (Raffaelli et Duckett, 1989). À quelles activités les adolescents s'adonnent-ils durant ces longues heures de contact avec leurs amis? Ils écoutent de la musique, regardent des films ou des vidéos, se livrent à des activités comme les sports et les jeux mais surtout, ils parlent! Ils discutent abondamment de tout ce qui alimente la culture adolescente : les groupes musicaux préférés, les modes vestimentaires. Ils parlent abondamment de filles et de garçons et des rapports avec l'autre sexe. Au-delà de ces observations banales, on constate que les conversations avec les parents et avec les amis sont alimentées par des contenus très différents. Si les questions qui relèvent des résultats à l'école, de l'avenir professionnel et des réalités sociales et politiques sont plus souvent abordées avec les parents, les expériences émotives, les relations avec la famille et avec les amis, les doutes sur soi, la sexualité et les rapports avec l'autre sexe sont des thèmes beaucoup plus souvent abordés avec les amis (Youniss et Smollar, 1985). Les échanges avec les parents concernent donc plus le « dehors », l'école et la société, alors que les thèmes des conversations avec les amis sont davantage orientés vers soi, vers la vie relationnelle et la construction de l'identité (Claes et Poirier, 1994).

Si le cercle des « copains » demeure stable tout au long de l'adolescence, le nombre des amis intimes diminue significativement de 12 à 18 ans, pour passer de 6 à 3 en moyenne (Claes, 1992). Il s'agit là d'une sélection qui s'effectue progressivement tout au cours de l'adolescence ; plus on avance en âge et plus les critères qui guident le choix des amis se précisent et se consolident.

Plusieurs auteurs s'entendent pour délimiter trois étapes principales caractérisant l'évolution des amitiés à l'adolescence (Coleman 1980 ; Cloutier, 1996). La première étape, qui s'étend de 11 à 13 ans, se caractérise par des relations basées sur la pratique d'activités communes plutôt que sur l'interaction en soi. On constate pourtant à cet âge l'émergence d'une première recherche d'intimité, alors que les amitiés se révèlent plus sélectives et plus stables que durant l'enfance. L'espace social s'élargit, le recrutement des amis dépasse le voisinage immédiat et plusieurs amitiés résistent à un déménagement éventuel.

La deuxième étape (14 à 16 ans) se distingue par l'affirmation de la loyauté et de la confiance lors de la consolidation des liens d'intimité. C'est à cette époque que les relations d'amitié prennent le plus de place dans la vie sociale et personnelle. L'exclusivité et la confiance sont mises en avant durant cette période marquée par un engagement intense dans des relations de proximité et par l'échange de confidences. Parallèlement, on se préoccupe beaucoup de questions comme la trahison ou la jalousie à cette période (Coleman, 1980). À 15 ans, 80 % des filles et 60 % des garçons se disent d'accord avec la phrase suivante : « Quand deux personnes sont amies, il y a souvent de la jalousie, je ne sais pas pourquoi. » Ces inquiétudes sont beaucoup plus faibles à 11 ans et se résorbent à 17 ans.

La dernière étape se caractérise par des rapports moins exclusifs, plus diversifiés, mais également plus sélectifs. La mise en commun des expériences, des intérêts et des sentiments constitue l'objectif principal des amitiés au début de la vingtaine. Deux réalités développementales favorisent cette évolution (Damon, 1983). Les capacités cognitives acquises au cours de l'adolescence permettent de se décentrer et d'adopter le point de vue d'autrui. Par ailleurs, les relations avec le sexe opposé deviennent prédominantes, ce qui entraîne une diminution des rencontres avec les amis au profit des liens avec le partenaire. Les relations d'amitié demeurent importantes au début de la vingtaine et tout au long de l'existence, mais elles perdent l'intensité et l'acuité des relations adolescentes.

LES DIFFÉRENCES ENTRE FILLES ET GARÇONS

La tendance à interagir de préférence avec des personnes de son sexe est sans doute une des constatations les mieux documentées dans la recherche portant sur le développement des relations sociales (Maccoby, 1990). Le choix d'un partenaire de jeu du même sexe s'observe très tôt, dès l'âge de deux ans, et cela ne cesse de s'accentuer avec les années. Les filles s'engagent dans des modes d'interaction relativement calmes, au cours d'activités qui font souvent appel à la coopération, qui s'exercent en dyades et en petits groupes, alors que les garçons optent souvent pour des activités de groupe plus turbulentes, comportant des contacts physiques et des bousculades. Ces modes d'interaction sont incompatibles, si bien que, vers huit ans, la ségrégation sexuelle dans les relations avec les pairs est à peu près totale (Erwin, 1998). Même si l'intérêt pour la fréquentation des membres du sexe opposé apparaît au début de l'adolescence, ces modes d'interaction basés sur la ségrégation sexuelle restent prédominants durant l'adolescence.

Les recherches qui examinent la nature et les caractéristiques des amitiés soulignent toutes des différences entre les sexes. À tout âge, les femmes valorisent plus toutes les dimensions des amitiés : elles expriment plus d'attentes à l'égard des amies et elles recherchent plus intensément la proximité et l'intimité. Ces différences apparaissent déjà dès l'enfance, mais elles se creusent particulièrement à l'adolescence (Winstead, Derlega et Rose, 1997). Plusieurs études indiquent que, comparativement aux garçons, les adolescentes développent plus tôt et plus intensément des relations intimes avec des amies. Un écart de maturité émotionnelle de deux ans au profit des filles, quant à la façon de voir l'amitié, est à souligner (Sharabany, Gershoni et Hoffman, 1981).

Ces différences ont donné lieu à des interprétations portant sur les fonctions des amitiés qui seraient différentes pour les deux sexes. Un modèle qui semble bien établi prétend que les amitiés féminines reposent sur la parole, alors que les amitiés masculines s'appuient sur l'action. Certains affirment même que le modèle des amitiés féminines consiste à se retrouver *face à face* pour parler et échanger, alors que l'idéal des amitiés masculines consiste à réaliser des activités *l'un à côté de l'autre* (Wright, 1982). Ces démarcations dans la conception de l'amitié sont très présentes à l'adolescence (Claes et Poirier, 1994). Les filles recherchent auprès d'une amie la possibilité d'échanger confidences, sentiments et émotions ; une amie, c'est quelqu'un à qui on parle. Les garçons cherchent chez un ami quelqu'un qui partage ses intérêts en vue d'entreprendre des activités communes ; l'ami, c'est celui avec qui on fait des choses.

Lorsqu'ils célébraient les vertus de l'amitié dans leurs ouvrages, Aristote, Cicéron ou Montaigne se référaient exclusivement à l'amitié entre hommes. Montaigne affirmait d'ailleurs que les femmes étaient incapables d'amitié véritable, «leur âme ne semblant pas assez ferme pour soutenir l'étreinte d'un nœud si pressé et si durable[5]». Les données actuelles sur cette question discréditent entièrement ces propos ; il semble, au contraire, qu'à tout âge les femmes sont plus douées que les hommes pour créer et maintenir des liens d'amitié. La sociabilité supérieure des filles durant l'enfance et l'adolescence diminue chez elles les expériences de solitude, tout en les aidant à entretenir des relations de proximité ; si beaucoup d'hommes qui sont dans la quarantaine ou la cinquantaine déclarent ne pas avoir d'ami intime, tel est rarement le cas des femmes qui, à cette période de la vie, ont souvent au moins une amie proche (Levinson, 1978). Les filles sont plus actives que les garçons dans leurs démarches pour nouer des amitiés et les conserver. Alors qu'ils filment des interactions entre amis du même sexe, Brendgen *et al.* (2001) observent que les adolescentes ont plus de comportements positifs et moins de comportements négatifs avec leurs amies que ce n'est le cas des garçons avec leurs amis.

L'INFLUENCE DES AMITIÉS SUR LE DÉVELOPPEMENT

Avoir des amis procure sans aucun doute du plaisir et de la satisfaction. Mais au-delà de cette constatation on peut se demander si les amitiés ont un effet repérable sur le développement des enfants et des adolescents. C'est une des découvertes les plus marquantes des travaux qui examinent le développement

---

5. Montaigne. *Les essais*. Paris : Seuil, 1967.

social des enfants et des adolescents depuis une vingtaine d'années : les relations avec les pairs offrent un lieu crucial où l'être humain en croissance développera des habiletés fondamentales qui garantiront la qualité des liens qu'il établira avec les autres, mais également son bien-être personnel. De multiples données de recherche confirment que les relations avec les pairs contribuent de façon substantielle au développement social et cognitif des enfants et des adolescents, de même qu'au fonctionnement à l'âge adulte (Nangle et Erdley, 2001). Hartup (1993) va jusqu'à affirmer que le meilleur prédicteur de l'adaptation à l'âge adulte n'est ni le quotient intellectuel ni le rendement scolaire, mais la façon dont, enfant ou adolescent, l'individu se comporte avec ses semblables.

Plusieurs études ont analysé les multiples fonctions positives des amitiés à l'adolescence. Les conversations intimes avec les amis ont pour effet de réduire l'anxiété rattachée aux transformations pubertaires (Berndt, 1982). Les relations d'amitié offrent une importante source de support lors d'événements stressants : les amis peuvent jouer un rôle médiateur lors du divorce parental, à l'occasion du passage vers l'école secondaire, lors de l'entrée dans une grande école (Simmons et Blyth, 1987). En outre, les interactions avec les pairs favorisent le développement des capacités cognitives (Doise et Mugny, 1981). Les adolescents qui participent à des séances d'interaction sociale font davantage de progrès dans des épreuves faisant appel à l'intelligence formelle.

Dans d'autres études, on établit des rapports entre la qualité des relations d'amitié et plusieurs aspects de la personnalité, tels que l'estime de soi et les capacités d'adaptation psychologique. Ce n'est pas la quantité des amis qui serait en jeu, mais la qualité de ces relations (Claes et Poirier, 1994). Ainsi, la capacité de communiquer avec confiance avec les pairs constitue un prédicteur de l'adaptation psychologique. Disposer d'amis auxquels on confie ses problèmes, dont on partage les préoccupations et avec qui on échange des opinions, permet de jouir des sentiments de sécurité et de support reliés à toute forme d'attachement. En revanche, le sentiment d'aliénation avec les amis est en rapport avec des problèmes intériorisés, comme les symptômes de dépression et d'anxiété (Armsden et Greenberg, 1987). Ce sentiment d'aliénation articule une forme de malaise intérieur à l'égard des amis qui s'exprime autour de déclarations telles que : «Mes amis ne comprennent pas ce que je vis » ; « Je me sens à part quand je suis avec les amis » et « Je souhaiterais avoir des amis différents de ceux que j'ai. »

Les relations d'amitié à l'adolescence constituent un puissant prédicteur de l'adaptation à l'âge adulte ; diverses pistes théoriques sont possibles pour rendre compte de ce lien (Bagwell *et al.*, 2001). Les amitiés offrent un lieu qui permet de constituer ce qu'ils nomment des « provisions relationnelles ». Les amitiés qui se construisent au début de l'adolescence ont un caractère unique parce qu'elles font appel à des dimensions interpersonnelles nouvelles : l'affection, l'intimité et les alliances. Les amitiés intimes répondent à des besoins qui émergent à cette période, tout en favorisant l'acquisition d'habiletés sociales qui constituent autant de ressources adaptatives dont l'utilité apparaîtra plus tard. La psychopathologie développementale qui met l'accent sur les facteurs de risque rejoint cette ligne de réflexion. Comme l'indiquent en effet de nombreuses études, l'absence d'amitié, des amitiés de piètre qualité ou marquées par des relations problématiques constituent autant de facteurs de risque pour le développement ultérieur (Bagwell *et al.*, 2001).

Si les amitiés et les relations avec les pairs offrent de multiples occasions de se développer et d'acquérir des habiletés sociales, ces relations peuvent avoir de toute évidence des effets indésirables sur la croissance, comme la dépendance affective ou la recherche de conformité. L'influence des pairs est très fréquemment évoquée pour expliquer l'engagement des adolescents dans des conduites déviantes et un consensus se dégage des travaux empiriques indiquant que la fréquentation de pairs déviants constitue le prédicteur le plus puissant de l'engagement d'un adolescent dans des comportements socialement déviants (Morizot et Leblanc, 2000). Entretenir des liens d'amitié avec des adolescents engagés dans des conduites socialement déviantes constitue un facteur de risque évident, qu'il s'agisse de consommation d'alcool ou de drogue, de vandalisme, de vol ou de conduites violentes (Aseltine, 1995 ; Thornberry et Krohn, 1997). On observe que le fait de fréquenter des amis agressifs entraîne une plus grande tolérance face à l'agressivité, car les conversations au sein de ces groupes sont marquées par des modes de communication et des formes de renforcement qui favorisent l'escalade vers des comportements violents (Dishion, Andrews et Crosby, 1995).

Plusieurs théories ont été mises en place pour rendre compte du rôle des pairs dans l'émergence des comportements délinquants. Dans la théorie dite de l'association différentielle développée par Sutherland et Cressey (1974), on considère que la fréquentation des pairs déviants offre un mode de socialisation particulier qui préconise des valeurs et des comportements contraires aux normes sociales prédominantes ; celui-ci entraîne les adolescents dans des comportements délinquants. Thornberry (1987) propose un modèle dit de facilitation, selon lequel la fréquentation des pairs déviants favorise l'engagement dans des comportements délinquants chez des individus présentant déjà des problèmes. Vitaro *et al.* (1997) adoptent une position plus nuancée en démontrant que la fréquentation des pairs déviants a des effets chez les adolescents qui ne présentaient pas de troubles antérieurs particuliers, alors que cette fréquentation n'a pas d'effet significatif chez les individus qui présentaient déjà des troubles sérieux durant l'enfance. Cette perspective est d'autant plus intéressante qu'elle s'appuie sur la typologie développée par Moffitt (1997), admise aujourd'hui dans une large mesure, selon laquelle il existe deux trajectoires de délinquance : la délinquance persistante, qui survient tôt durant l'enfance et se poursuit au terme de l'adolescence, et la délinquance transitoire de l'adolescence, qui émerge après l'âge de 12 ans et se résorbe au cours de la vingtaine. C'est ce second type de délinquance qui serait plus particulièrement sujette à l'influence des pairs déviants.

Certains adolescents se révèlent particulièrement sensibles à l'influence des amis. Fuligni et Eccles (1993) ont analysé des adolescents qui se révèlent très désireux d'être acceptés par leurs pairs, au point d'abandonner certains de leurs projets personnels pour se conformer aux normes du groupe. Ces auteurs nomment « orientation extrême vers les pairs » cette attitude qui consiste à adopter des comportements nouveaux ou à sacrifier des choses importantes pour s'enligner sur les valeurs du groupe, maintenir le contact et protéger son statut au sein du groupe. Ainsi, certains jeunes qui obtenaient de bonnes notes à l'école laissent chuter leur rendement parce que la réussite scolaire et l'image du « bon élève » sont discréditées dans le groupe ; d'autres vont briser certaines règles parentales ou abandonner des projets personnels qui ne sont pas conformes aux valeurs du groupe. Ce phénomène ne touche pas l'ensemble des jeunes ; il apparaît chez ceux qui, s'affirmant peu et offrant une identité fragile, sont socialement dépendants et recherchent avidement l'approbation du groupe. Les effets néfastes à long terme d'une telle orientation sur des dimensions comme les problèmes de comportement, l'échec et l'abandon scolaire sont remarquables (Fuligni *et al.*, 2001).

Kandel (1978), qui a étudié de façon approfondie le rôle des pairs dans la consommation de marijuana, a tenté d'éclairer le débat portant sur l'influence des amis en distinguant deux types d'influence : l'influence directe, qui s'exerce lorsque les pairs proposent un modèle de conduite et renforcent certains comportements, et l'influence indirecte, qui s'exerce à travers les liens qui se créent au sein du groupe des pairs pour assurer une communauté d'intérêts et de valeurs et créer ainsi une forme d'identité sociale. À l'encontre des suppositions répandues, c'est le second mode d'influence qui conduit les adolescents à s'engager dans des comportements déviants (Cotterell, 1996). Ce phénomène ressort des multiples études qui ont évalué le rôle des pairs dans la consommation de la cigarette. On sait que la très grande majorité des fumeurs ont commencé à s'adonner à cette habitude au début de l'adolescence, dans le cadre des relations avec leurs pairs. Fumer la cigarette comme boire de l'alcool constituent des activités qui attirent grandement les adolescents, car ils constituent autant de marqueurs de la transition vers l'âge adulte. L'initiation aux premières cigarettes survient dans le cadre d'une alternative entre le discours parental intériorisé, selon lequel « La cigarette c'est néfaste pour la santé », et le message informulé des pairs : « Une cigarette, c'est cool et ça te permet d'entrer dans le groupe des affranchis. » On constate que plus la cigarette est investie de valeurs symboliques, telles que l'autonomie, la résistance aux normes parentales, l'abandon du statut infantile, plus les risques de fumer sont importants.

Born (1983) évoque pour sa part ce qu'il appelle la spirale de la déviance pour rendre compte du rôle des pairs dans ce processus d'engagement progressif dans des comportements déviants. Deux facteurs sont en jeu et ils agissent conjointement : le choix du groupe des pairs et le choix du système de valeurs individuelles. Le brassage des comportements et des idées au sein du groupe déviant conduit le jeune vers une déviance de plus en plus marquée, l'engagement progressif dans des comportements déviants débouche sur une adhésion de plus en plus forte aux valeurs déviantes et un abandon des valeurs normatives. La question qui se pose est de savoir pourquoi certains adolescents choisissent des groupes déviants, alors que d'autres fréquentent des groupes conformes. Selon Born (1983), la réponse se trouve au niveau de la rupture sociale, rupture avec les valeurs familiales ou rupture scolaire qui porte l'adolescent à choisir des groupes plus ou moins marginaux qui l'entraînent progressivement dans la spirale de la déviance.

DIFFÉRENCES CULTURELLES ET RELATIONS INTERETHNIQUES

L'amitié est une réalité universelle. Dans toutes les cultures, il existe un mot pour nommer cette relation de proximité qui se noue volontairement entre deux personnes indépendantes, en dehors des liens de sang et du désir sexuel (Krappman, 1996). Dans toutes les cultures, l'établissement d'une relation intime, où l'on se soutient mutuellement, est hautement valorisé, car cette relation exerce d'importantes fonctions à toutes les étapes de la vie, indépendamment des relations familiales et des autres rapports institutionnels. L'engagement dans des relations intenses avec les pairs du même sexe durant l'adolescence constitue une réalité universelle; le phénomène du regroupement des adolescents n'est donc nullement une réalité propre aux sociétés occidentales contemporaines, ce phénomène s'observe partout, notamment dans les cultures préindustrielles (Edwards, 1992). Les principaux thèmes qui alimentent les conversations entre pairs à l'adolescence peuvent même être considérés comme universels, notamment les discussions qui gravitent autour de la sexualité et des rapports de dominance.

Les chercheurs relèvent souvent des différences culturelles quant à l'expression physique de l'amitié chez les hommes (Fehr, 1996). Dans de nombreuses cultures, notamment en Inde, en Russie ou dans certains pays méditerranéens, la proximité entre amis masculins s'exprime dans des gestes, notamment se tenir par la main, alors qu'en Amérique du Nord ces gestes sont réservés aux amitiés féminines. Dans la plupart des pays occidentaux, les adolescentes font montre de plus de proximité physique, de plus d'intimité, elles se dévoilent davantage que les garçons; toutefois, ces différences ne s'observent pas en Chine et en Inde où garçons et filles font preuve d'un niveau comparable d'intimité dans leurs amitiés (Fehr, 1996).

La question de la fréquentation des amis à l'adolescence soulève un autre débat crucial en ce qui concerne la question des relations multiculturelles ou multiraciales. Tous les pays modernes sont confrontés à la croissance de l'immigration; la cohabitation de groupes ethniques différents au sein des quartiers et des écoles entraîne souvent des tensions et des confrontations.

L'étude menée par Laperrière (1991, 1992) au sein d'écoles multiethniques de Montréal tente de répondre aux deux questions suivantes : comment la représentation des réalités multiethniques évolue-t-elle au cours de l'adolescence et quels sont les rapports qui s'établissent entre groupes d'adolescents issus de cultures différentes ? Au sortir de l'enfance domine ce que Laperrière appelle l'« indifférenciation ethnique », qui s'appuie sur une lecture individualiste de la vie en société. Les différences sont banalisées et les propos qu'on tient à l'égard des autres cultures sont imprégnés d'une bienveillante tolérance : « Ce n'est pas des Italiens ou des Haïtiens ; on est tous nés au Québec, il n'y a pas de différences. » Changement radical de discours vers l'âge de 15 ans où s'affiche ce que Laperrière appelle « la célébration de la différence » ; chacun perçoit et valorise les caractéristiques de sa culture et dénonce les failles des autres cultures, qu'il s'agisse de celle des Québécois, des Italiens ou des Haïtiens. La culture commune devient la base des regroupements, le point d'appui de la vie en commun ; on se côtoie entre groupes culturels, le plus souvent sans hostilité, mais on ne se fréquente guère. Cette conscience des contrastes entre les cultures et ces formes de regroupements autour de l'appartenance ethnique ne cessent de s'affirmer au cours de l'adolescence et persistent au terme de l'école secondaire. Il faut voir derrière ce mouvement le fruit du développement cognitif et de l'affirmation de l'identité, avec ce que cela implique de représentations contrastées entre soi et autrui, de valorisation des dimensions communes et de mise à distance des éléments divergents ; la culture occupe une place centrale dans cette construction de l'identité. Comme le constate Laperrière (1992), certains groupes minoritaires à risque subissent une série de tensions liées tant aux contraintes provenant de leur propre culture qu'au poids du regard des autres, au point d'adopter des stratégies d'affirmation conflictuelles et de confrontation.

Or, une étude plus récente, menée par Pagé, Jodoin et McAndrew (1998), apporte d'importantes nuances à ces propos. Au terme d'une recherche menée auprès d'un vaste échantillon d'adolescents d'origines ethniques multiples, ils constatent que si l'identification au groupe ethnique d'origine est très forte chez les adolescents, cela s'accompagne en même temps d'un fort mouvement d'intégration à la société d'accueil. Identification ethnique et intégration à la culture commune ne sont pas contradictoires. Les rapports avec les autres groupes ethniques sont généralement positifs, même si on observe, chez les adolescents fortement attachés à leur groupe ethnique d'origine, des rapports plus problématiques avec les individus provenant des autres ethnies.

*

*   *

Les relations d'amitié sont d'une importance cruciale pour le développement à l'adolescence. C'est à cette période de la vie que les garçons et les filles ont le plus grand nombre d'amis et qu'ils fréquentent leurs amis le plus régulièrement. Si les relations d'amitié occupent une telle place dans la vie des adolescents, c'est qu'elles assument une série de fonctions développementales majeures : favoriser la prise d'autonomie et l'émancipation à l'égard de la tutelle parentale, permettre l'accès aux réalités hétérosexuelles et favoriser les premières formations de couples. L'engagement dans les relations d'amitié avec des pairs de même sexe va également favoriser le développement d'habiletés sociales qui ne peuvent s'acquérir qu'au sein de relations égalitaires et réciproques : parler de soi, être à l'écoute de l'autre, régler les conflits de façon non destructive. L'amitié offre ainsi un lieu unique d'apprentissage des habiletés relationnelles que ne fournissent pas les relations avec les parents, dominées par des rapports hiérarchiques et asymétriques.

L'évolution des amitiés pendant l'adolescence s'effectue en trois étapes. La première étape, qui va de 11 à 13 ans, se caractérise par l'émergence d'une première recherche d'intimité, alors que les amitiés se révèlent plus sélectives et plus stables que durant l'enfance. La deuxième étape (14 à 16 ans) est marquée par l'affirmation de la confiance et la recherche de loyauté ; elle se caractérise par un engagement émotionnel intense et par la recherche de l'exclusivité, par l'expression de jalousie et de craintes à l'égard de la trahison possible. La dernière étape, qui conduit au début de l'âge adulte, se caractérise par des relations moins exclusives, plus diversifiées, mais également plus sélectives ; on met en commun ses expériences, intérêts et sentiments.

Toutes les recherches qui examinent la nature et les caractéristiques des amitiés identifient des différences entre les sexes à tout âge ; ces différences sont particulièrement tangibles à l'adolescence. Comparativement aux garçons, les adolescentes valorisent plus la proximité affective, elles développent plus tôt et plus intensément des relations intimes avec leurs amies. Ces écarts laissent entendre que les amitiés assument des fonctions différentes pour les deux sexes : les filles recherchent auprès d'une amie la possibilité d'échanger des confidences, des sentiments et des émotions, alors que les garçons cherchent un ami avec qui ils ont des intérêts communs en vue de d'entreprendre des activités communes.

Les relations d'amitié contribuent de façon substantielle au développement social et cognitif des adolescents. Les multiples fonctions positives associées aux amitiés à l'adolescence ont également été étayées dans de nombreuses études : atténuer l'anxiété, fournir du support lors d'événements stressants, exprimer ses préoccupations, notamment sur le plan sexuel, et échanger des opinions. En revanche, l'absence d'amitiés ou des amitiés marquées par des relations problématiques constituent des facteurs de risque pour le développement psychosocial.

La fréquentation des amis peut toutefois entraîner certains effets négatifs, comme la dépendance et la recherche de conformité. De nombreuses études indiquent que l'influence des pairs a un effet évident sur l'engagement des adolescents dans des conduites déviantes, notamment la consommation de drogue ou la délinquance. Certaines théories expliquent ce phénomène en se référant aux modes de socialisation particuliers aux groupes déviants qui favorisent une adhésion de plus en plus forte envers les valeurs déviantes, d'autres théories considèrent que la fréquentation de pairs déviants agit comme élément «facilitateur» auprès de jeunes qui présentaient déjà des tendances délinquantes.

L'amitié est une réalité universelle et l'engagement dans des relations intenses avec les pairs du même sexe durant l'adolescence s'observe dans toutes les sociétés, notamment dans les sociétés préindustrielles. La question des relations multiculturelles ou multiraciales chez les adolescents se pose dans la plupart des pays occidentaux. Les études entreprises sur ces questions débouchent sur des résultats contrastés : certaines insistent sur les tensions entre les groupes ethniques au sein des écoles et dans les lieux de loisirs, alors que d'autres études constatent qu'une forte identification au groupe ethnique d'origine peut se réaliser conjointement à un puissant mouvement d'intégration dans la société d'accueil.

7

LES RELATIONS AMOUREUSES : INTIMITÉ ET SEXUALITÉ

La littérature mondiale a produit quantité d'ouvrages sur le thème des amours adolescentes. L'aventure tragique de Roméo et Juliette constitue sans doute un des chefs-d'œuvre universel à cet égard et l'histoire du Grand Meaulnes, collégien qui tombe amoureux d'Yvonne de Galais lors d'une nuit magique, restera longtemps le best-seller de la littérature française. Pourtant, très peu d'études ont tenté de saisir le rôle et la signification des relations amoureuses à l'adolescence. Les scientifiques n'osent guère aborder un thème qui a si souvent été célébré par les poètes et dans les chansons; ils reculent devant la tâche périlleuse d'entreprendre une réflexion méthodique sur les « mystères de l'amour ». C'est que peu d'éléments peuvent guider la réflexion dans ce domaine, les données de recherche étant fragmentaires et les perspectives théoriques encadrant la réflexion peu nombreuses.

Les premières exaltations amoureuses et les premières peines d'amour sont le lot de l'adolescence. Chacun a retenu le nom du garçon ou de la fille dont un jour, elle (il) est devenu(e) amoureux(se) pour la première fois. Sans doute, d'autres expériences ont depuis lors marqué notre vie amoureuse; avec les années, les engagements sont devenus plus sérieux, les expériences de couple plus longues et les peines d'amour plus douloureuses. Mais même si ces premiers embrasements n'ont guère connu de lendemain, chacun peut se remémorer le temps des premières amours, car quelque chose de neuf et d'important avait alors surgi dans sa vie. L'éveil aux « choses de l'amour » constitue un tournant dans le développement de la vie émotionnelle chez les adolescents.

Certes, les amours enfantines existent. À 11 ans, plusieurs enfants déclarent avoir déjà éprouvé des sentiments amoureux envers un autre enfant, mais, en général, cela n'a guère donné lieu à une relation et souvent le (la) principal(e) intéressé(e) n'a pas été informé(e) des sentiments qu'il (elle) éveillait. L'adolescence représente la période où, pour la première fois, on s'engage dans des relations plus ou moins durables avec un partenaire, avec ce que cela comporte de gestes à poser et de sentiments nouveaux à gérer. Les études indiquent qu'en moyenne la passion amoureuse se déclenche pour la première fois vers 13 ou 14 ans, la première expérience d'amour partagé (je l'aime et il/elle m'aime) est vécue en moyenne à 17 ans; c'est aussi l'âge moyen de l'expérience de la première peine d'amour (Meyer-Bahlbung, 1980). Les réalités amoureuses s'imposent à la conscience et s'inscrivent dans l'expérience de l'adolescence. L'engagement progressif dans une relation intime avec un partenaire constitue une des tâches développementales de l'adolescence.

Tout ce qui relève des affects reliés aux relations amoureuses constitue une part substantielle de la vie émotionnelle quotidienne des adolescents, qu'il s'agisse de la vie réelle ou de la vie imaginaire. Les relations amoureuses sont sources de puissantes émotions, à la fois positives et négatives. Être amoureux ou être aimé sont des expériences intenses qui culminent au sommet des exaltations émotionnelles, mais les relations amoureuses sont également à l'origine de sentiments de détresse et de souffrances; bien des adolescents déclarent que leurs relations amoureuses soulèvent des émotions telles que tristesse, anxiété, rage, jalousie et désespoir (Connoly et Goldberg, 1999). Les amours adolescentes constituent le lieu d'émergence d'émotions résolument nouvelles.

L'ATTACHEMENT COMME FONDEMENT DES RELATIONS AMOUREUSES

La théorie de l'attachement offre le cadre de réflexion le plus fertile pour saisir les fondements des relations amoureuses à l'adolescence et à l'âge adulte (Ainsworth, 1989). Les modes d'attachement édifiés durant la petite enfance structurent la façon d'aborder un partenaire, de saisir les tentatives de rapprochement exprimées par l'autre ou l'expression de la distance. Les relations d'attachement connaissent un tournant lors de l'éclosion pubertaire, les pulsions sexuelles poussent l'individu vers la recherche d'un partenaire du sexe opposé qui deviendra la figure d'attachement centrale, remplaçant la figure parentale au sommet de la hiérarchie de l'attachement. Adoptant une perspective évolutionniste, Shaver et Hazan (1988) considèrent que l'émergence des relations amoureuses constitue un processus biologique adaptatif pour l'espèce, puisqu'elles favorisent l'attachement entre des partenaires sexuels qui deviendront à leur tour des parents et prendront soin de la nouvelle génération. Ils relèvent les multiples similitudes entre l'attachement qui lie le bébé à sa mère et les liens qui unissent les couples. Ils soulignent d'abord la proximité du contact corporel ; dans les deux cas, l'affection s'exprime par des gestes corporels : s'embrasser, se serrer et se caresser. La formation du lien s'appuie, dans les deux cas, sur l'attention que chacun des partenaires prête aux besoins de l'autre et sur sa capacité d'y répondre adéquatement. Si l'attachement entre la mère et l'enfant a comme fonction première d'assurer la survie de l'enfant, l'attachement amoureux assure la survie de l'espèce. On retrouve dans les deux cas les mêmes émotions reliées aux mouvements de séparation et de retrouvailles : souffrance et détresse, consolation et plaisirs.

Si la théorie de l'attachement parent/enfant et les relations amoureuses ont de nombreux points en commun, il faut également souligner les différences entre ces univers relationnels. Les relations entre parents et enfants sont asymétriques, alors que les rapports amoureux sont symétriques et réciproques : chacun est attaché à l'autre et sert de figure centrale d'attachement à l'autre. La sexualité constitue l'autre différence majeure, car le désir sexuel joue un rôle central dans le choix du partenaire et la sexualité constitue un élément puissant qui peut susciter et entretenir la force de l'attachement.

LES RENCONTRES AMOUREUSES À L'ADOLESCENCE

Le terme de rencontre désigne ici les arrangements que filles et garçons mettent en place pour se retrouver soit seuls, soit dans un groupe. L'objectif est clair pour les deux partenaires : il s'agit de se retrouver en couple pour entreprendre des relations à caractère hétérosexuel[1].

---

1. Les Anglos-Saxons utilisent les termes de *date* ou de *dating* pour nommer ces rencontres. Le terme de rendez-vous ne traduit pas exactement cette réalité.

Zani (1993) a systématiquement relevé dans les résultats de recherche les multiples fonctions que divers auteurs attribuent à ces expériences nouvelles de rencontre avec l'autre sexe : a) une socialisation hétérosexuelle qui favorise la découverte de l'autre sexe et l'apprentissage de modes d'interaction appropriés ; b) une sélection progressive d'un partenaire à travers l'évaluation des aspects positifs ou négatifs de ces expériences ; c) un gain de statut auprès des pairs, en démontrant qu'on est en mesure de se trouver un partenaire et qu'on est une personne désirable pour l'autre sexe ; d) un engagement dans l'intimité émotionnelle et physique ; e) une affirmation de l'identité puisque ces rencontres permettent aux adolescents de clarifier des aspects importants de leur identité sexuelle ; enfin f) une fonction d'expérimentation sexuelle. Tout ceci confirme l'importance de ces rencontres sur le plan personnel et relationnel dans la vie quotidienne des adolescents, mais également dans l'organisation de leur vie future.

Projeter une rencontre avec une personne de l'autre sexe est une tâche ardue à tout âge, mais il s'agit d'une aventure périlleuse lorsqu'on a 12, 13 ou 14 ans. Il faut aborder l'autre, proposer une rencontre, faire connaître ses intentions sinon ses sentiments, poser des gestes affectueux, toutes choses qui ne font guère partie du répertoire des habiletés sociales des adolescents. Il faut également anticiper le refus possible. Pour de nombreux adolescents, envisager une telle rencontre constitue une source d'anxiété paralysante. Certains obstacles personnels, comme une image corporelle négative, de l'insécurité sociale, un manque d'habiletés interpersonnelles ou une sensibilité excessive au rejet, feront que certains adolescents vont simplement repousser toute forme de rencontre avec un partenaire de l'autre sexe.

L'engagement dans ce type de relations ne se réalise toutefois pas dans un vide relationnel, mais s'effectue en continuité avec les habiletés développées dans les relations avec les pairs de même sexe (Collins et Laursen, 2000). Sur le plan développemental, l'enjeu majeur des relations amoureuses concerne la capacité de s'engager dans des relations intimes avec un partenaire. Cette expérience est à la fois similaire et différente de ce qui était en jeu jusqu'alors. La capacité de s'engager dans des relations amoureuses intimes s'inscrit dans le jeu des habiletés développées, à la préadolescence, lors de l'établissement des relations avec des pairs de même sexe. Les amitiés qui se développent à la préadolescence constituent le lieu d'apprentissage de l'intimité, de l'échange de confidences et du dévoilement de soi. Les relations amoureuses satisfaisantes comportent toutefois plus qu'intimité et révélation mutuelle de soi, elles imposent une forme d'engagement qui traduit l'attachement durable et la recherche de la satisfaction mutuelle sur le plan émotionnel et sexuel.

LES DIFFÉRENCES ENTRE LES SEXES

Le chapitre portant sur les amitiés a repéré des différences sexuelles persistantes, en soulignant notamment la recherche plus intense de proximité et d'intimité de la part des filles dans leurs relations avec leurs amies. Ces différences se retrouvent de façon plus marquée lorsqu'on examine les relations amoureuses. Les relations avec les pairs se sont développées dans le cadre d'une ségrégation sexuelle : dans leurs jeux et leurs interactions, les filles ont développé des habiletés relationnelles et elles investissent davantage les dimensions émotionnelles, les garçons développent des habiletés instrumentales et l'affirmation de soi. Ces modalités relationnelles structureront l'engagement dans les relations amoureuses. Cela suscite de multiples sources de dissonances qui créent incompréhension et rupture. Certains parlent même de fossé entre les sexes pour caractériser ces écarts dans la façon de concevoir les rapports amoureux durant l'adolescence (Roche, 1986).

La distribution inéquitable du pouvoir dans les couples adolescents constitue une première source d'insatisfaction. Plus de la moitié des couples adolescents interrogés estiment que leurs relations ne sont pas égalitaires (Felmlee, 1994). Les garçons sont plus souvent les détenteurs du pouvoir, ce sont eux qui prennent les décisions et organisent les rencontres. Pour leur part, les filles sont plus engagées émotionnellement dans la relation amoureuse et reprochent à leur partenaire leur peu d'engagement affectif. Or, comme le soulignent Leaper et Anderson (1997), le caractère égalitaire des rapports constitue une source de satisfaction dans les relations hétérosexuelles.

Garçons et filles diffèrent également dans leurs attitudes à l'égard des activités sexuelles : les garçons ont des attentes sexuelles plus précoces et ils perçoivent les rencontres amoureuses comme le lieu de réalisation des pulsions sexuelles. Les filles estiment que la sexualité, l'amour et l'engagement émotionnel ne peuvent être séparés. Le fait de subir des pressions indues pour s'adonner à des relations sexuelles est souvent cité par les filles comme source de tension dans le couple (Knox et Wilson, 1983).

Les modes de communication divergents constituent une autre source classique d'insatisfaction. Leaper et Anderson (1997) cernent un certain nombre d'habiletés interpersonnelles qui favorisent la communication, tout en étant liées à la satisfaction dans le couple : la révélation mutuelle de soi, l'écoute du partenaire, la façon d'aborder et de résoudre les conflits éventuels. Sur chacune de ces questions, les garçons sont plus réservés que les filles : ils dévoilent moins leurs pensées et leurs émotions, sont moins disposés à écouter et à soutenir le partenaire qui fait part de ses difficultés personnelles ; de plus, ils adoptent plus souvent des conduites d'évitement ou de retrait en cas de conflit (Leaper et Anderson, 1997).

Le maintien des liens avec le groupe d'origine constitue une autre question qui divise les couples à l'adolescence. Quand ils ont 15 ou 16 ans, vers le milieu de l'adolescence, les garçons continuent de fréquenter leur groupe de garçons tout en ayant des rencontres avec leur partenaire, mais ces deux univers restent souvent séparés. Les filles, elles, modifient leur vie sociale : elles réduisent les contacts avec les grands groupes et cherchent à s'engager plus intensément dans la relation amoureuse (Coleman et Hendry, 1990). Les filles désirent entretenir des relations intimes et exclusives avec un garçon et perçoivent souvent le groupe comme un obstacle à de tels projets. Pour les garçons, le maintien des liens avec le groupe est vital, ils déclarent qu'il est important d'avoir des relations affectives avec une fille, mais lorsqu'on leur propose de choisir le groupe ou la « petite amie », ils se montrent embarrassés et choisissent souvent le groupe (Zani, 1993). Pour eux, le groupe est le lieu de la liberté et de l'absence de responsabilité, alors que la vie de couple impose des contraintes, car les filles désirent qu'on leur consacre du temps de façon exclusive.

L'ÉVOLUTION DES RELATIONS AMOUREUSES DURANT L'ADOLESCENCE

Le nombre de filles et de garçons qui déclarent avoir un, ou une, partenaire progresse constamment tout au long de l'adolescence : 30 % à 14 ans, 40 % à 16 ans et 60 % à 19 ans (Zani, 1993). L'établissement d'une relation amoureuse véritable se réalise en passant par une série d'étapes. Au début, les amours adolescentes sont changeantes et peu durables, ce qui correspond à une démarche d'exploration. Il y a d'abord des sorties occasionnelles, les engagements émotionnels sont faibles, garçons et filles peuvent fréquenter plusieurs partenaires en même temps. Progressivement, les relations deviennent plus intenses, les engagements émotionnels plus forts et cela peut déboucher sur une relation durable.

Bradford-Brown (1999) définit quatre phases qui constituent autant d'étapes développementales conduisant progressivement vers une relation amoureuse mature.

LES QUATRE PHASES DE L'ENGAGEMENT
DANS UNE RELATION AMOUREUSE
(Bradford-Brown, 1999)

Phase 1 : l'initiation
- quête d'assurance personnelle
- espoir de démontrer l'aptitude à trouver un ou une partenaire
- il s'agit de pouvoir se dire : « J'ai été capable de trouver quelqu'un, quelqu'un s'est intéressé à moi. »

Phase 2 : le statut
- affirmation de son image sociale
- affirmation de son statut au sein du groupe des pairs
- il s'agit de pouvoir se dire : « Les autres savent que j'ai un/une partenaire ; je fais partie du groupe des affranchis. »

Phase 3 : l'affection
- le groupe perd de son importance au profit d'une réflexion sur soi
- exploration des aspects émotionnels de la relation
- il s'agit de capter l'essence de la relation amoureuse en tentant de répondre à des questions telles que : « Suis-je réellement amoureux(se) ; est-ce que cette fille, ce garçon, me convient vraiment ? »

Phase 4 : le lien amoureux
- la relation de couple est au centre de la réflexion et des investissements émotionnels
- la passion et l'exclusivité prédominent
- l'engagement à long terme est envisagé.

Les deux premières phases, celles de l'*initiation* et du *statut,* qui recouvrent globalement une période qui va de 12 à 16 ans, sont essentiellement centrées sur soi plutôt que sur l'autre ; les adolescents s'engagent dans une relation amoureuse pour satisfaire des besoins personnels plutôt que relationnels : acquérir de l'assurance en se démontrant qu'on a été capable de trouver un, ou une, partenaire ; affirmer son image sociale dans le groupe et être reconnu par les autres. Ces deux étapes se caractérisent par une succession de relations superficielles, généralement de courte durée ; ce modèle constitue selon Bradford-Brown (1999) la norme à cet âge, alors que les engagements amoureux intenses et durables sont atypiques et donc questionnables. L'étape suivante, celle de l'*affection*, est celle où on est encore centré sur soi ; on se livre cependant à l'exploration des multiples facettes du sentiment amoureux. Vient enfin l'étape de l'établissement du *lien amoureux*, qui survient généralement au début de la vingtaine, et qui se caractérise par une forme d'engagement émotionnel dans une relation amoureuse durable.

On observe donc une évolution majeure, puisqu'il y a passage d'une démarche centrée sur soi à une démarche orientée vers l'autre. Les amours adolescentes suscitent des comportements à la recherche de signification sur le plan émotionnel et érotique et ce n'est qu'au terme d'une longue période et d'un investissement émotionnel croissant qu'émergent les éléments qui constituent les relations amoureuses de l'âge adulte.

Furman et Whener (1994) ont cherché à saisir l'évolution des figures centrales au cours du développement. Ils ont demandé à des personnes d'âges variés vers qui ils se tournaient pour obtenir du support dans diverses situations, comme la recherche d'aide, l'affection, ou la valorisation de soi : la mère, le père, les amis intimes ou le partenaire amoureux. Ces auteurs proposent un tableau qui illustre l'émergence des divers besoins sociaux au cours du développement et le rôle qu'occupent les figures centrales propres à répondre à ces besoins.

Deux phénomènes principaux se dégagent (tableau 1). Le premier phénomène qui différencie l'adolescence de l'enfance, c'est l'importance graduelle des amis du même sexe, qui se substituent progressivement aux parents pour occuper un rôle central et répondre à une multitude de besoins affectifs : intimité, acceptation, affection et attachement. L'autre phénomène concerne l'importance croissante du partenaire au cours de l'adolescence, si bien qu'au début de l'âge adulte, dans la vingtaine, c'est le partenaire qui devient la figure principale pouvant répondre aux dimensions d'attachement, d'affection, d'intimité et, bien entendu, aux besoins sexuels.

TABLEAU 1

Émergence des besoins sociaux de la petite enfance à l'âge adulte et figures centrales pouvant répondre à ces besoins

Âge Besoin	Petite enfance 0 à 2 ans	Enfance 2 à 6 ans	Âge scolaire 6 à 11 ans	Adolescence 11 à 19 ans	Début de l'âge adulte 20 ans et plus
Attachement	Les parents	Les parents	Les parents	Les parents Les amis	Le partenaire Les parents
Affection		Les parents	Les pairs	Les amis Les parents Le partenaire	Le partenaire Les amis Les parents
Acceptation			Les pairs	Les pairs Les amis	Les groupes sociaux Les amis
Intimité				Les amis	Le partenaire Les amis
Sexualité					Le partenaire

Source : Furman et Whener, 1997.

Le fait d'être engagé dans une relation de couple offre plusieurs sources de satisfaction, particulièrement dans le cas des filles (Zani, 1993). Divers bénéfices personnels et sociaux sont associés aux relations hétérosexuelles : être l'objet des attentions du partenaire, inspirer le respect à ses pairs, acquérir un statut social supérieur, gagner de l'assurance en matière de séduction. Au-delà de ces gains sociaux, il faut se demander si le fait d'être engagé dans une relation amoureuse entraîne des effets bénéfiques sur le développement personnel et social des adolescents. Si de multiples études démontrent clairement qu'il existe un lien entre la qualité des liens parentaux ou des liens d'amitié et l'adaptation personnelle des adolescents, tel n'est pas le cas des relations amoureuses. Il semble même que l'engagement dans une relation amoureuse intense et sélective entraîne chez les adolescents une série d'effets négatifs en ce qui regarde l'adaptation psychologique, la construction de l'identité et les capacités d'actualisation de soi (Samet et Kelly, 1987).

On a mentionné plus haut que les filles qui connaissent des problèmes de dépression au terme de la puberté sont bien plus nombreuses que les garçons (Braconnier *et al.*, 1995). La plupart des auteurs relient cette augmentation des troubles dépressifs à la détérioration de l'image corporelle des filles au terme des transformations pubertaires. Sans nier ce fait, Joyner et Udry (2001) estiment que l'engagement dans des relations amoureuses constitue un autre facteur qui expliquerait l'accroissement du taux de dépression chez les filles. Ils ont pu observer que les adolescentes qui sont engagées dans des relations amoureuses développent plus de symptômes de dépression que celles qui ne s'engagent pas dans ce type de relations. Les engagements amoureux entraîneraient ainsi chez les adolescentes une forme de «vulnérabilité» émotionnelle qui augmente les risques de dépression. On a signalé plus haut les grandes divergences entre filles et garçons dans la façon de s'investir dans les relations amoureuses : les attentes des filles sont plus élevées et leur engagement affectif plus intense. Sans doute faut-il y voir une explication de la vulnérabilité émotionnelle des filles engagées dans des relations amoureuses, car ces divergences créent de multiples sources d'insatisfaction, sinon des ruptures et des peines d'amour.

Les relations amoureuses se construisent sur la base du système d'attachement personnel et s'inscrivent au sein des expériences antérieures vécues avec les pairs. Certains adolescents qui ont mis en place des modèles d'attachement dominés par l'anxiété et l'ambivalence ou qui ont accumulé des expériences de rejet social risquent de développer ce que Downey, Bonica et Rincon (1999) nomment une sensibilité excessive au rejet de la part du partenaire. Cela se traduit par des attentes défensives, des distorsions dans ce qui est perçu comme une expression de rejet et des réactions excessives à toute manifestation de distance. Ils ont pu associer cette sensibilité au rejet de la part du partenaire à la présence de symptômes de dépression chez les adolescentes, alors que cette sensibilité au rejet se traduit par l'agressivité et la violence physique dans le cas des garçons.

LES RELATIONS AMOUREUSES ET LA SEXUALITÉ DURANT L'ADOLESCENCE

Les relations amoureuses, le développement pubertaire et la sexualité sont reliés de façon complexe. De nombreux résultats de recherche indiquent que les poussées hormonales qui produisent la maturité biologique marquent le début de la seconde décennie de l'existence humaine et s'accompagnent d'une augmentation importante des pulsions sexuelles (Morris, 1992). Cela se traduit par un accroissement des désirs sexuels, une augmentation considérable des activités autoérotiques et des fantasmes sexuels (Breakwell, 1999). Pourtant, si les séquences du développement pubertaire sont universelles, le moment où l'on s'engage dans les activités hétérosexuelles varie énormément selon les périodes historiques et les cultures (Udry et Campbell, 1994).

On sait, par exemple, que les comportements sexuels des adolescents qui vivent dans les sociétés occidentales ont beaucoup évolué au cours de la seconde moitié du xxe siècle. Les quelques résultats d'enquête dont on dispose indiquent que, au cours des années 1950, une minorité d'adolescents avaient connu une expérience hétérosexuelle complète. Kinsey et ses collaborateurs (1948, 1953) rapportent des chiffres de 10 % de garçons et 3 % de filles ayant connu au moins une expérience sexuelle à 16 ans. La plupart des enquêtes récentes fournissent des pourcentages beaucoup plus élevés et indiquent qu'au terme des études secondaires, vers 17 ans, près de 50 % des adolescents et des adolescentes ont eu, au moins une fois, une expérience sexuelle complète. Ces chiffres grimpent à plus de 80 % à 19-20 ans (King *et al.*, 1988). En même temps, on constate une précocité croissante des premières expériences sexuelles : chez les adolescents qui ont eu des expériences sexuelles, la moyenne d'âge de la première relation sexuelle est de 15,5 chez les garçons, de 16 ans chez les filles. L'évolution des mœurs sexuelles dans toutes les sociétés occidentales et l'accès généralisé aux moyens contraceptifs ont rapproché la sexualité de l'éveil pubertaire. Les relations sexuelles font désormais partie de ce qu'on peut appeler les réalités normatives de l'adolescence, autrement dit la majorité des individus, garçons et filles, ont eu au moins une expérience sexuelle au terme de l'adolescence.

L'évolution des valeurs et des attitudes à l'égard de la sexualité est tout aussi frappante que le changement des comportements. La morale sexuelle des adolescents occidentaux est dictée aujourd'hui par des considérations personnelles, plutôt que par des normes sociales ou religieuses (Coleman et Hendry, 1990). La plupart des adolescents contemporains considèrent que sexualité et relations amoureuses sont intimement reliées et pratiquement tous acquiescent à la proposition suivante : « Deux jeunes qui s'aiment ont le droit d'avoir des relations sexuelles, même s'ils ne projettent pas de vivre ensemble plus tard. » Les relations sexuelles sont considérées comme acceptables et naturelles dans le cadre d'une relation amoureuse. La virginité, qui fut l'objet d'une véritable sacralisation par les générations précédentes, est une autre dimension qui a considérablement perdu de sa valeur aux yeux des adolescents contemporains (Coleman et Hendry, 1990).

Les adolescents engagés dans une relation de couple sont susceptibles d'être initiés plus tôt à la sexualité. C'est au sein des couples que prennent place les premiers gestes sexuels et l'engagement émotionnel dans le couple s'accompagne d'un recours à la sexualité de plus en plus fréquent. Le registre des gestes sexuels considérés comme acceptables augmente au fur et à mesure que les partenaires s'engagent émotionnellement. Les adolescents qui ont des relations amoureuses précoces et qui développent une relation durable ont également des relations sexuelles plus précoces, ils auront plus de partenaires sexuels au cours de l'adolescence et seront plus actifs sexuellement au terme de l'adolescence (Thornton, 1990).

LA VIOLENCE DANS LES COUPLES

L'engagement précoce dans la vie sexuelle et la fréquence des relations sexuelles entraînent un certain nombre de problèmes de santé publique qui pèsent sur l'adolescence, notamment les grossesses non désirées, les avortements et les

maladies transmissibles sexuellement. Dans le cadre de cet ouvrage qui analyse les relations interpersonnelles, il paraît utile de souligner un phénomène
inquiétant, celui de la violence dans les couples d'adolescents. Il est malaisé de
convenir d'une définition du concept de violence, car ce terme fait appel à
un registre qui comprend la violence verbale, les menaces ou les insultes, les
atteintes corporelles, les coups, les blessures et le viol. Les chiffres varient beaucoup selon les enquêtes, mais on peut estimer que près de 20 % des couples
d'adolescents connaissent une forme de violence dans leur relations (Bergman,
1992). Un des enjeux présents chez les adolescents a trait à la question de
l'attribution du pouvoir au sein du couple, et cela dès sa formation (Leaper et
Anderson, 1997). Un certain nombre de garçons, éduqués dans un contexte
social qui valorise le pouvoir et la coercition, trouvent dans le couple le lieu
idéal pour dominer, sinon tyranniser, leur partenaire. Ce que les enquêtes
révèlent de plus troublant, c'est que beaucoup d'adolescentes pensent que la
violence constitue un aspect normal de la vie de couple et que cela ne constitue pas un motif de rupture. Ce fait est d'autant plus inquiétant que l'on sait
que les partenaires violents dans les couples adultes ont commencé à exercer
la violence tôt, précisément durant l'adolescence (White et Humphrey, 1994).

PERSPECTIVES CULTURELLES

La question de savoir si l'amour romantique constitue une réalité universelle
est controversée : certains prétendent qu'il s'agirait d'un fait propre à la civi-
lisation occidentale, mais d'autres estiment qu'on trouve des manifestations
de la passion amoureuse dans de multiples cultures (Coates, 1999). Chose certaine, la société occidentale accorde depuis longtemps une très grande place
à l'amour et à la passion. La célébration de la passion amoureuse était déjà présente au Moyen Âge, lorsque les troubadours chantaient l'amour courtois ;
elle s'est constamment affirmée au cours de la Renaissance pour devenir,
durant la période dite romantique, un signe puissant d'expression de liberté
individuelle et de révolte contre les conventions sociales et religieuses. Cette
valorisation de l'amour a toujours cours dans la société contemporaine et le
thème des amours heureuses ou malheureuses loge constamment au cœur
des œuvres artistiques les plus marquantes, qu'il s'agisse de littérature, de
peinture, de sculpture, de musique, de chansons ou de films. En exaltant de

façon persistante le thème de la passion amoureuse, notre société propose des modèles d'existence et dessine des scripts de vie où l'amour occupe une place majeure comme condition d'une vie réussie et heureuse, au point que nos contemporains estiment que leur bonheur dépend largement de leur capacité de créer et d'entretenir des liens amoureux.

L'adolescence est la période où il convient, dans notre culture, de s'engager pour la première fois dans l'expérience amoureuse ; l'environnement social se montre non seulement tolérant à l'égard des rencontres entre filles et garçons, mais il les encourage. La formation des couples constitue évidemment une réalité universelle, mais les âges prescrits pour s'engager dans une relation de couple diffèrent d'une culture à l'autre. La culture occidentale contemporaine se montre très permissive face aux contacts précoces entre filles et garçons, alors que ces rencontres sont codifiées, surveillées, parfois réprimées, dans de nombreuses cultures (Coates, 1999).

Dans la culture occidentale, les adolescents sont extrêmement sollicités par un environnement qui célèbre la passion amoureuse et les multiples bienfaits attachés à l'expérience amoureuse. Cette sollicitation s'effectue surtout par l'entremise des médias : les chansons, les cassettes vidéo ou les émissions de télévision qui s'adressent au public adolescent sont saturées de thèmes et de scènes qui exaltent la passion amoureuse et la sexualité. L'entourage immédiat encourage fortement l'engagement dans la vie de couple ; tôt ou tard, l'adolescent(e) devra répondre à la question formulée par un adulte complice : «As-tu un(e) petit(e) ami(e)?», indiquant par là comment se conformer aux prescriptions sociales. Celui ou celle qui répond affirmativement se voit conforté(e) dans sa démarche, alors qu'un réponse négative soulève de la gêne et des doutes et incite à se trouver rapidement un(e) partenaire. Le groupe des pairs assure le relais dans la vie quotidienne et très tôt, vers 9 et 10 ans, tout ce qui relève des rapports amoureux chez les membres du groupe ou de la classe donne lieu à de multiples commentaires, à des rumeurs ou à des supputations. À 12 ou 13 ans, les garçons et les filles qui s'engagent dans une relation de couple sont auréolés de prestige et enviés par les autres ; ils servent ainsi de norme et de modèle. Avoir un «petit ami» ou une «petite amie» constitue un signe important qui marque la fin de l'enfance et assure la transition vers une nouvelle étape de vie, tout en garantissant une forme d'assurance personnelle, la reconnaissance sociale et l'affirmation au sein du groupe.

En revanche, l'adolescent qui n'a pas encore vécu d'expérience de couple s'interrogera sur ses capacités ou se demandera anxieusement s'il est hors norme, alors que « tous les garçons et les filles de [son] âge s'en vont deux par deux, les yeux dans les yeux et la main dans la main ».

L'HOMOSEXUALITÉ À L'ADOLESCENCE

Il a été essentiellement question dans ce chapitre de relations amoureuses et de sexualité dans une perspective hétérosexuelle. Cela ne doit pas masquer le fait que certains adolescents sont confrontés à une réalité radicalement différente, puisque leur attirance et leur désir sexuels se portent vers des personnes de leur sexe.

Les enquêtes les plus fiables indiquent que, dans notre culture, 5 % des hommes et 3 % des femmes adultes se déclarent exclusivement homosexuels (Denney et Quadagno, 1988), mais ces chiffres sont souvent contestés à la hausse. La présence de l'homosexualité à l'adolescence a été gommée par plusieurs auteurs qui, reconnaissant la présence d'expériences homosexuelles durant cette période, ont considéré qu'il s'agissait de phénomènes transitoires d'exploration sexuelle appelés à disparaître lors de l'engagement dans la vie hétérosexuelle (Blos, 1967). Pourtant, de multiples témoignages recueillis auprès d'adultes homosexuels laissent entendre que leurs désirs et leurs activités homosexuels ont débuté durant l'adolescence, sinon avant, et qu'ils ont persisté par la suite. L'homosexualité existe donc à l'adolescence.

La plupart des enquêtes qui examinent les activités homosexuelles des adolescents révèlent des chiffres très faibles, ce qui donne à penser que ces activités sont très largement sous-rapportées (King *et al.*, 1988 ; Cloutier, 1994). Peu d'adolescents reconnaissent avoir eu des activités ou des désirs homosexuels, au point de nier l'évidence en minimisant le caractère érotique de ces expériences : « Ça n'a été qu'une étape ; la plupart des jeunes ont eu ce type d'expérience ; je n'ai pas eu de plaisir ; c'était juste pour tenter une expérience » ou encore atténuer leur implication dans ces activités : « J'ai fait ça pour l'argent ; il ou elle a tout fait ; j'avais bu ; j'avais fumé un joint » (Savin-Williams, 1994).

Les homosexuels prennent très tôt conscience de leur particularité et la conviction « de se sentir différent » apparaît tôt, vers l'âge de huit ou neuf ans ; la première réalisation de l'attrait sexuel pour une personne du même sexe se manifeste, en moyenne, vers 11 ans, alors que les premiers fantasmes érotiques homosexuels surviennent vers l'âge de 14 ans. Le premier orgasme homosexuel consenti serait obtenu vers 17 ans, en moyenne, alors qu'on se reconnaît comme homosexuel vers l'âge de 21 ans. L'identification publique en tant qu'homosexuel se réalise, en moyenne, vers 23 ans (Troiden, 1989). Il faut donc attendre la vingtaine entamée pour que certains hommes et certaines femmes se considèrent comme homosexuels, avec ce que cela comporte comme style de vie particulier. Entre l'enfance et l'âge adulte, les adolescents homosexuels sont confrontés à un double dilemme souvent douloureux : reconnaître leur orientation sexuelle particulière et dévoiler cette orientation à leur entourage.

L'affirmation de l'identité homosexuelle et la reconnaissance d'une orientation sexuelle particulière s'effectuent tout au long de l'adolescence, lors d'un parcours ponctué d'incertitudes. Accepter son homosexualité consiste pour beaucoup d'adolescents à assumer une différence fondamentale, alors que l'identité se construit en s'appuyant sur la reconnaissance du semblable et du normal. Au début de l'adolescence, beaucoup de jeunes nient ou encore minimisent le fait qu'ils ont connu des expériences homosexuelles. Ce n'est qu'au terme d'un long parcours que nombre de filles et de garçons vont progressivement reconnaître leur orientation sexuelle particulière et assumer cette différence fondamentale. Ce cheminement est souvent douloureux. Pour un grand nombre d'adolescentes et d'adolescents, se découvrir homosexuel et assumer cet état constitue une expérience pénible, chargée d'affects destructeurs. Au centre de cette détresse psychologique loge la conviction d'être fondamentalement différent des pairs du même sexe, l'incertitude et la confusion d'identité.

La peur du rejet parental, voire la crainte d'être violenté ou expulsé du foyer, contribue au maintien du secret et au sentiment d'isolement (Ben-Ari, 1995). L'hostilité des pairs constitue une autre source de difficulté car, même si la société évolue vers une plus grande tolérance à l'égard de l'homosexualité, les attitudes des adolescents, et plus particulièrement des garçons, à l'égard de l'homosexualité demeurent négatives et intolérantes (King *et al.*, 1988).

Le dévoilement[2] est le processus par lequel la personne admet son orientation homosexuelle et la révèle à des personnes significatives de son entourage

2. Les Américains utilisent le terme de *coming out* pour traduire cette réalité et ce terme semble gagner l'adhésion de la communauté homosexuelle internationale.

afin d'intégrer positivement cette réalité à son vécu personnel et à sa vie sociale (Troiden, 1989). Cette intégration progressive implique une série de démarches : prise de conscience de sa différence, acceptation progressive de l'attrait sexuel pour des partenaires du même sexe, reconnaissance de son identité homosexuelle et conviction de pouvoir vivre adéquatement sous cette identité. Il va de soi que ce modèle ne renvoie pas à un processus linéaire ni définitif ; il s'agit plutôt d'un parcours exemplaire, puisqu'il débouche sur l'acceptation de son orientation, sur l'adoption d'une identité particulière et sur la mise en place d'un mode de vie cohérent.

La société évolue et plusieurs signes témoignent d'une tolérance accrue à l'égard de l'homosexualité, mais le rejet perdure et les obstacles tant personnels que sociaux restent nombreux. La principale exigence qui s'impose aux adolescents homosexuels consiste à reconnaître et accepter leur identité sexuelle et dévoiler leur orientation aux personnes significatives de leur entourage afin d'intégrer cette réalité à leur vie quotidienne (Claes et Beaudoin, 2000). Cette démarche n'est certes pas simple, pourtant seul le dévoilement peut assurer la congruence personnelle et permettre de mener une vie sociale satisfaisante.

*
* *

L'engagement progressif dans une relation intime avec un partenaire constitue une des tâches développementales de l'adolescence ; les réalités amoureuses prennent une place importante dans la vie quotidienne, elles s'imposent à la conscience et s'inscrivent dans l'expérience de l'adolescence. Les relations amoureuses sont sources d'émotions puissantes et tout à fait nouvelles, qui peuvent être à la fois positives et négatives.

Les rencontres amoureuses assument une multitude de fonctions importantes sur le plan personnel et relationnel : permettre de découvrir l'autre sexe, d'apprendre des modes d'interaction appropriés, d'explorer l'univers des réalités sexuelles. L'enjeu majeur des relations amoureuses concerne la capacité de s'engager dans des relations intimes avec un partenaire, ce qui impose d'une part une forme d'engagement et d'autre part la recherche de la satisfaction mutuelle sur le plan émotionnel et sexuel. L'engagement dans une relation amoureuse fait appel à des habiletés nouvelles qui ne font pas partie du répertoire des adolescents, mais cela s'inscrit toutefois dans le jeu des expériences développées antérieurement, lors de l'établissement des relations avec des pairs de même sexe.

L'établissement d'une relation amoureuse véritable se réalise progressivement au cours d'une série d'étapes qui occupent toute l'adolescence. Les premières étapes sont centrées sur la satisfaction des besoins personnels plutôt que relationnels, on développe son assurance et on s'affirme au sein du groupe. Les étapes suivantes permettent l'exploration des sentiments et l'établissement du lien amoureux, qui se traduira par l'engagement dans une relation durable. Le partenaire amoureux prend une place grandissante dans l'univers émotionnel au cours de l'adolescence et finit par devenir la principale figure d'attachement au début de l'âge adulte. Une succession de relations amoureuses superficielles, généralement de courte durée, constitue la norme à l'adolescence. D'ailleurs, les engagements amoureux intenses et durables entraînent une série d'effets négatifs en ce qui concerne l'adaptation psychologique et sociale. On a pu observer que de tels engagements amoureux sont propices, chez les adolescentes, à une forme de vulnérabilité émotionnelle qui augmente les risques de dépression.

Les relations amoureuses donnent lieu à d'importantes différences entre les garçons et les filles. L'engagement émotionnel plus intense des filles et leurs attentes élevées à l'égard du partenaire masculin offrent de multiples sources de dissonances et d'insatisfactions. Les filles reprochent aux garçons de s'octroyer plus de pouvoir dans le couple et de les pousser à s'engager dans des relations sexuelles ; les modes de communication divergents et le maintien des liens avec le groupe d'origine constituent d'autres sources de division au sein des couples.

Les comportements sexuels des adolescents qui vivent dans les sociétés occidentales ont beaucoup évolué au cours de la seconde moitié du xxᵉ siècle. L'évolution des mœurs sexuelles dans toutes les sociétés occidentales et l'accès généralisé aux moyens contraceptifs ont rapproché la sexualité de l'éveil pubertaire. Les relations sexuelles font désormais partie de ce qu'on peut appeler les réalités « normatives » de l'adolescence, c'est-à-dire que la majorité des individus, garçons et filles, auront connu des expériences sexuelles au cours de leur adolescence.

Le moment qu'on juge approprié pour s'engager dans la vie de couple et dans les activités hétérosexuelles varie énormément selon les périodes historiques et selon les cultures. La société occidentale, qui accorde une très grande place à la passion amoureuse, se montre très permissive à l'égard des contacts précoces entre filles et garçons et elle encourage la formation des couples adolescents.

L'homosexualité quant à elle existe à l'adolescence et les adolescents homosexuels sont confrontés à des défis particuliers, leur parcours étant souvent douloureux, marqué par des négations, des doutes et des incertitudes. La principale exigence qui s'impose aux adolescents homosexuels consiste à reconnaître et accepter leur identité sexuelle ainsi qu'à dévoiler cette orientation à des personnes significatives de leur entourage afin d'intégrer cette réalité à leur vie personnelle et sociale.

8

LES RELATIONS AVEC LA FRATRIE : RIVALITÉ ET PROXIMITÉ

La démographie familiale a considérablement évolué au cours des dernières décennies et un des phénomènes les plus marquants de cette évolution est la diminution du nombre d'enfants par famille. La baisse de natalité s'est généralisée dans l'ensemble des pays occidentaux. Néanmoins, la plupart des adolescents d'aujourd'hui ont au moins un frère ou une sœur et le pourcentage d'enfant unique reste peu élevé. Lorsqu'on interroge des adolescents pris au hasard dans les écoles, on trouve des pourcentages faibles et relativement constants d'enfants uniques dans les pays francophones : 15 % en Suisse (Widmer, 1999), 12 % en France (Guichard, 1995), 13 % en Belgique et 18 % au Québec (Claes, Poirier et Arseneault, 1998). La présence de deux enfants au sein d'une famille comptant au moins un adolescent est de loin le phénomène le plus fréquent, puisqu'on compte de 40 à 60 % de familles de ce type dans les pays francophones, alors que moins de 15 % des familles comptent 4 enfants ou plus. La plupart des adolescents connaissent donc cette expérience particulière qui consiste à partager la vie familiale avec un frère ou une sœur.

Il s'agit là d'une expérience de vie à la fois unique et paradoxale. Les relations fraternelles[1] offrent une série d'avantages et lorsqu'on interroge des

---

1. Nous ne disposons pas en langue française de terme générique désignant les relations qu'on entretient avec un frère ou avec une sœur comme le fait en anglais le

enfants, des adolescents ou des adultes sur cette question, ils énumèrent géné-ralement une série d'éléments positifs, comme l'affection, le support, la confiance et la coopération. Si les liens fraternels procurent de multiples enri-chissements et plaisirs, ils se démarquent des autres relations interpersonnelles par un taux élevé de conflits (Montemayor et Hanson, 1985; Buhrmester et Furman, 1990; Claes, 1994). Ce caractère ambivalent de la relation fraternelle est particulièrement accentué à l'adolescence : certains rapportent les plaisirs et les avantages qu'on trouve à s'adonner à des activités communes, les sorties et les conversations, d'autres relèvent les antagonismes et les nombreux conflits, souvent quotidiens. Tout un éventail d'expériences contradictoires peut être observé chez les adolescents, tantôt des relations égalitaires, tantôt des relations empreintes de domination et de contrôle, tantôt des liens de forte proximité et d'attachement intense, tantôt des rapports distants marqués par l'agressivité, l'hostilité sinon la haine affichée (Furman et Buhrmester, 1985).

PROXIMITÉ ET COOPÉRATION

Pour la psychanalyse, le lien horizontal qui relie la fratrie ne peut se com-prendre que par référence au lien vertical qui unit les parents et les enfants. La psychanalyse aborde les relations fraternelles sous l'angle d'un scénario fami-lier : derrière l'image factice de l'harmonie familiale se joue une lutte féroce menée en vue d'accaparer l'affection des parents. La venue de l'« autre enfant » constitue un obstacle à cette appropriation, l'aîné se voit détrôné par l'intrus et doit renoncer à la possession exclusive de sa mère. La psychanalyse aborde classiquement les relations fraternelles sous l'angle des attitudes et des senti-ments hostiles que Caïn nourrissait à l'égard de son frère Abel : jalousie, conflits et désir de mort. Toutefois, il faut rendre justice à certains psychana-lystes contemporains qui refusent de ramener la relation fraternelle à une problématique exclusivement œdipienne et mettent l'accent sur des notions telles que le refoulement des sentiments agressifs, le dépassement de la riva-lité par la solidarité et le jeu de l'identification constructive (Widmer, 1999).

---

terme de *sibling*. Widmer (1999) innove en adoptant le terme de « germain » ou « relation de germanité » pour englober les sœurs et les frères. Peut-être ce terme fera-t-il école. En attendant, nous utiliserons le terme de « relations fraternelles » pour parler des relations avec le frère ou la sœur.

La recherche portant sur la famille s'est intéressée de longue date aux liens conjugaux et aux relations qui unissent parents et enfants, mais les travaux sur les relations entre frères et sœurs sont relativement récents. Il a fallu attendre les années 1980 pour voir apparaître les premières études systématiques sur la fratrie. Ces travaux ont adopté une démarche qui s'alimente à la psychologie sociale et à la psychologie du développement pour examiner les formes que revêtent les relations fraternelles, non seulement durant l'enfance, mais aux autres étapes de la vie, à l'adolescence et à l'âge adulte. Ils ont en commun d'avoir pris une distance à l'égard des conceptions exclusivement centrées sur la rivalité fraternelle et ont dégagé ce que les liens fraternels comportent de positif : proximité affective, coopération et solidarité. Un grand nombre d'adultes se déclarent proches ou très proches de leurs frères et sœurs, alors qu'une faible minorité reconnaît entretenir des sentiments hostiles (Cicirelli, 1995). Cet attachement à l'égard des frères et des sœurs est particulièrement marqué chez les personnes âgées pour qui la sœur ou le frère constitue souvent la seule personne qui subsiste de la famille d'origine.

Furman et Buhrmester (1985) ont analysé les multiples aspects de la relation fraternelle à l'adolescence pour constater que la dimension «chaleur/ proximité» émergeait comme facteur principal. Ce facteur englobe des notions comme l'intimité, le «compagnonnage», le sentiment d'être semblables, l'admiration et la complicité. Les autres membres de la fratrie occupent une place importante dans le réseau social des adolescents et ceux-ci mentionnent constamment la sœur ou le frère comme des personnes significatives qui comptent parmi les plus intimes dans leur univers social (Bö, 1989 ; Claes, 1994). Un autre concept important est la loyauté et l'attachement pour caractériser les relations fraternelles à l'adolescence (Bank et Kahn, 1982). La relation fraternelle demeure celle ou règne le support émotionnel le plus sûr et le plus constant. Le support des frères et des sœurs agit comme une protection contre la détresse émotionnelle en cas de difficultés, notamment lors de la séparation ou du divorce des parents. Finalement, la fratrie peut jouer le rôle de médiateur : le frère ou la sœur peut expliquer quelles sont les intentions des parents, aider à éviter une punition, à obtenir une faveur (Goetting, 1986).

En ce qui concerne l'évolution de la qualité des relations fraternelles au cours de l'adolescence, on observe une diminution de l'intensité émotionnelle et de la fréquence des contacts, alors que les liens avec les amis et le partenaire se substituent progressivement aux liens fraternels. Mais, parallèlement, ces relations deviennent plus égalitaires et moins asymétriques (Buhrmester et Furman, 1990).

On ne choisit ni son frère ni sa sœur, pourtant, avec les années, cette relation devient plus sélective. Dans une famille comprenant plusieurs frères et sœurs, on constate qu'il existe certains liens privilégiés, alors que d'autres liens s'estompent peu à peu ; certains se fréquentent régulièrement, alors que les contacts avec d'autres sont pratiquement rompus. Ces choix se fondent le plus souvent sur une histoire familiale commune ou sur une proximité d'âge : « Moins de deux ans nous séparent, nous avons toujours été proches l'un de l'autre. » Parfois, cette proximité provient de la « découverte tardive » d'affinités insoupçonnées, d'expériences de coopération ou de sentiments partagés : « C'est lors de la mort de papa que j'ai vraiment découvert ma sœur, j'ignorais jusque-là combien elle était sensible ; cette expérience nous a réellement rapprochés et depuis nous nous voyons régulièrement. »

LES CONFLITS

Les relations fraternelles sont investies d'une série de valeurs positives ; des qualités comme la proximité, la complicité et le support mutuel sont fréquemment mentionnées. Pourtant, cette relation est souvent ponctuée de nombreux conflits. À la préadolescence, les conflits avec la fratrie sont les plus fréquents de tous les conflits interpersonnels, dépassant le nombre de conflits avec la mère, avec le père ou avec les amis (Claes, 1998). Près de 50 % des adolescents déclarent vivre un conflit par semaine et, pour 20 % d'entre eux, la fréquence est plus élevée, presque quotidienne. Si les relations fraternelles se distinguent des autres par la fréquence élevée des conflits qu'elles entraînent, elles se démarquent également par l'intensité de ces conflits. Ces conflits sont généralement courts, mais ils sont souvent sévères et ils ont d'importantes répercussions émotionnelles négatives sur les individus (Raffaelli, 1992). Le plus souvent, ces conflits se limitent à des confrontations verbales : taquineries, reproches, provocations et insultes. Mais les altercations peuvent adopter une tournure plus violente et donner lieu à des agressions physiques : bousculades, gifles, coups de poing, coups de pied. Près de 60 % des adolescents interrogés par Steinmetz (1977) reconnaissent avoir frappé leur frère ou leur sœur au cours de l'année précédente.

Comment expliquer une telle fréquence et une telle intensité des conflits? Widmer (1999) avance diverses raisons qui se conjuguent pour faire du lien fraternel le lieu privilégié de la dispute. Il souligne d'abord la «faible fonctionnalité» des relations fraternelles, voulant indiquer par là que ces relations sont moins indispensables que les relations parentales, du point de vue économique ou affectif. Les conflits fraternels ayant moins de conséquences sur l'équilibre familial que les conflits avec les parents, ils seraient plus tolérables. Frères et sœurs partagent le même espace, ce qui favorise les frictions; la gestion de l'espace commun, la répartition des ressources, le partage des tâches domestiques et l'appartenance des biens personnels constituent d'ailleurs les principales sources de conflits (Raffaelli, 1992). Les relations fraternelles sont fondées sur le principe de la réciprocité des actes et des paroles, ce qui génère l'escalade; des chicanes à l'origine anodines peuvent déboucher sur un état de guerre permanent. Enfin, le lien fraternel est imposé, il n'a pas été choisi. La rupture est impossible et chacun est «condamné» à vivre avec l'autre.

Les conflits avec la fratrie progressent durant la préadolescence pour atteindre un sommet entre 12 et 15 ans et s'atténuer ensuite. Au fur et à mesure qu'il avance en âge, chacun aménage son espace au sein du foyer et l'intérêt se décentre progressivement vers l'extérieur, auprès des amis et du partenaire éventuel. Cela réduit les occasions de confrontations.

Au terme d'une étude réalisée auprès de 600 adolescents suisses, Widmer (1999) propose une typologie des relations fraternelles à l'adolescence qui s'articule autour des deux dimensions contraires de coopération et de conflit. Le premier groupe, la *fratrie consensuelle*, regroupe 26% des adolescents. Ce groupe exprime une forte proximité affective, les échanges sont fréquents, on crée des alliances et on coopère. Le deuxième groupe, la *fratrie conflictuelle*, est situé à l'opposé du premier et il regroupe 24% des fratries : l'échange et le partage sont absents alors que les conflits, la violence et les sentiments de jalousie constituent les modalités relationnelles les plus fréquentes. Le troisième groupe, qui comprend 18% des fratries, est dit *contrasté* puisqu'il se caractérise à la fois par la proximité, et la coalition, de même que par la présence de conflits et d'expressions de jalousie. Le dernier groupe, le plus nombreux puisqu'il englobe 32% des répondants, se distingue par la relative faiblesse de l'engagement affectif; on ne se dispute pas, on échange peu, on ne se livre guère à des activités communes, mais on se sent proches et semblables.

SEXE ET TYPE DE DYADES

À l'instar de ce que l'on constate dans toutes les relations interpersonnelles, les filles ressentent plus de proximité et d'intimité dans leurs relations avec les membres de la fratrie. L'effet de sexe est clairement identifiable lorsqu'on examine le niveau d'intimité dans les relations fraternelles, car la présence d'un sujet féminin au sein de la dyade fraternelle favorise la proximité (Guichard, 1995). C'est au sein des dyades féminines que les relations sont les plus proches et que la communication est la plus intense. Communication, réciprocité et proximité affective sont deux fois moins marquées dans les dyades de garçons que dans les dyades de filles.

La question des dyades fraternelles soulève des questions délicates et impose des stratégies de recherche particulières. On conçoit aisément que les dyades unisexuées et les dyades mixtes ne soient pas identiques et que, dans le second cas, la dyade frère aîné et sœur cadette n'est sans doute pas comparable à celle qui unit la sœur aînée à un frère plus jeune. Nous voilà donc en présence de quatre dyades : sœur/sœur, frère/frère, frère aîné/sœur cadette, sœur aînée/frère cadet. Les choses se compliquent encore lorsqu'on tient compte des différences d'âge, car on peut supposer que l'histoire d'une fratrie comportant deux ans d'écart n'est pas comparable à une autre qui en comporte huit, par exemple. La recherche sur la fratrie est donc particulièrement exigeante, car il faut constituer un échantillon de départ très important si on veut pouvoir entreprendre des analyses statistiques valides auprès de sous-catégories regroupant suffisamment de dyades ayant des caractéristiques communes.

Deux hypothèses ont été émises en ce qui concerne les liens entre dyades fraternelles et conflits. Selon la première, les fratries unisexuées seraient plus conflictuelles que les dyades mixtes parce que la rivalité y serait plus vive. La seconde hypothèse s'intéresse aux écarts d'âge et elle postule qu'une faible différence d'âge serait productrice de conflits. La rivalité est encore une fois évoquée comme facteur explicatif. Aucune de ces deux hypothèses n'a été confirmée par des études systématiques. Mais le débat reste ouvert, car il faudrait, pour régler ces questions, mener à bien des études qui satisfassent à deux exigences : 1) recruter un nombre élevé de participants afin de répondre à l'objection mentionnée plus haut, ou à constituer des sous-échantillons assez importants et qui répondent à des caractéristiques communes ; et 2) adopter une définition claire de ce qui constitue un conflit. On a soulevé, dans la première partie de cet ouvrage, l'incohérence des résultats des travaux qui s'attachent à l'étude des conflits, incohérences dues souvent à des difficultés de conceptualisation et d'opérationalisation de la notion de conflit. On ne peut pas s'attacher à la fréquence des conflits sans examiner l'impact émotionnel des conflits ni faire la distinction entre conflits interpersonnels et conflits intrapsychiques.

LES RELATIONS FRATERNELLES, LE DÉVELOPPEMENT ET L'ADAPTATION

Le simple fait d'avoir un frère ou une sœur a-t-il des effets notables sur le développement des adolescents ? La réponse à cette question semble négative puisque généralement on ne trouve pas de différence entre les enfants uniques et les autres lorsqu'on examine des dimensions comme l'estime de soi ou l'adaptation psychosociale. Le mythe populaire de l'enfant unique égocentrique et insociable ne se vérifie pas. Quelques études ont même observé, chez les enfants uniques, un niveau plus élevé d'adaptation psychologique, lorsqu'on les comparait à des adolescents ayant un ou plusieurs frères et sœurs (Arseneault, 1994). En revanche, plusieurs études ont pu mettre en rapport la qualité de la relation fraternelle et d'autres éléments comme le bien-être psychologique, les capacités d'adaptation ou les habiletés sociales. Ce n'est pas le fait d'avoir un frère ou une sœur qui serait porteur de ressources, mais la qualité de la relation. Il faut souligner que dans ce domaine les résultats ne sont pas toujours très convaincants, car ils proviennent le plus souvent d'études portant sur des corrélations effectuées entre deux mesures, le plus souvent recueillies par voie de questionnaires. On interroge d'abord l'adolescent sur la qualité de ses relations fraternelles et, la fois suivante, on lui demande de se prononcer sur certains thèmes qui concernent son niveau de bien-être personnel en général, son tonus émotionnel ou ses capacités de régulation de l'humeur. On trouve des corrélations positives et significatives entre ces deux variables, mais comme dans toute étude corrélative, on s'interroge sur les causes et les effets. Est-ce parce que l'adolescente interrogée entretient de bonnes relations avec sa fratrie qu'elle développe de meilleures capacités d'adaptation ou est-ce, au contraire, parce que cette adolescente possède des ressources personnelles et interpersonnelles qu'elle développe de meilleures relations avec ses frères et sœurs?

Une étude longitudinale menée durant sept ans par Dunn *et al.* (1994) auprès de familles anglaises, et qui suivait les participants de l'enfance jusqu'à adolescence, a tenté de contourner ce problème. Dunn constate que le cadet ou la cadette qui bénéficie de l'affection et du support d'un frère ou d'une sœur plus âgé affiche plus de confiance en soi et s'adapte mieux sur le plan psychologique. En revanche, les relations conflictuelles sont associées à une confiance en soi réduite et à une capacité d'adaptation plus faible chez les plus jeunes. Il y aurait là un rapport de cause à effet : lorsque la relation est chaleureuse, le plus âgé aide le plus jeune à accomplir ses tâches quotidiennes et à résoudre ses problèmes, ce qui permet aux cadets de développer leurs ressources personnelles.

Les travaux qui ont examiné les répercussions des relations fraternelles sur le développement de comportements problématiques débouchent sur des résultats plus convaincants. Ces données ont été recueillies dans le cadre d'études rigoureuses, entreprises le plus souvent dans une perspective longitudinale. On a pu ainsi démontrer le rôle de la fratrie dans la consommation précoce d'alcool ou de drogues (Conger et Rueter, 1996 ; Rowe et Gulley, 1992). La fréquentation d'amis qui consomment de l'alcool ou des drogues constitue le meilleur prédicteur de consommation chez l'adolescent, comme il a été souligné au chapitre précédent. Toutefois, plusieurs études indiquent que la fratrie offre un relais important dans ce processus : les frères et sœurs plus âgés légitimisent la consommation d'alcool ou de drogue aux yeux des plus jeunes, tout en favorisant l'association avec des amis communs qui consomment de l'alcool ou de la drogue.

Le rôle que joue la fratrie dans le développement de comportements socialement déviants a été étudié en particulier par l'équipe de Patterson (Bank, Patterson et Reid, 1996), dans le cadre des recherches portant sur de ce que Patterson (1982) appelle les familles coercitives. Comme expliqué plus haut, le modèle familial coercitif désigne une série de comportements parentaux qui visent à imposer son autorité à un enfant difficile au moyen de pratiques éducatives inadéquates. Ce modèle familial débouche souvent sur des comportements socialement déviants, plus particulièrement sur des comportements agressifs et violents. Les conflits fraternels sont beaucoup plus fréquents dans les familles de ce type. Le plus souvent, c'est l'enfant plus âgé qui provoque le conflit, alors que le plus jeune réplique immédiatement en agressant à son tour, en pleurant ou en dénonçant le comportement du frère aîné auprès des parents. Il arrive que l'un des deux abandonne la lutte et que l'autre se voit renforcé dans sa démarche agressive. Ou bien l'escalade des confrontations devient difficile à maîtriser, ce qui donne lieu à une intervention punitive du parent — retrait de privilèges, isolement, gifles —, dont l'enfant problème de la famille fait le plus souvent l'objet. Dans ce type de famille, la fratrie agit comme un amplificateur des tensions et des conflits déjà présents entre l'enfant problème et ses parents, tout en augmentant l'agressivité de l'ensemble de la fratrie (Patterson, 1982). Cet excès d'agressivité est relevé par des observateurs extérieurs, notamment les professeurs, qui observent chez ces enfants un plus grand nombre de gestes agressifs que chez les enfants issus de familles normales.

LE RANG DE NAISSANCE

Une question reliée à l'étude de la fratrie retient depuis longtemps l'attention des chercheurs, celle du rang de naissance. De nombreux travaux menés de longue date ont examiné les liens existant entre le rang de naissance, et donc la place que l'individu occupe dans la famille, et des éléments comme l'intelligence, la déviance, les variables de personnalité et, plus récemment, l'orientation sexuelle. Déjà au XIXe siècle, Galton avait observé un lien entre intelligence et rang familial. Ces études ont été maintes fois reprises depuis afin de démontrer que les aînés sont avantagés intellectuellement par rapport aux cadets. On explique ce phénomène par la présence et l'attention des parents lors des premiers apprentissages ; les aînés bénéficieraient davantage de la stimulation parentale, ce qui favoriserait leur éveil intellectuel. Les disponibilités des parents baissent lorsque le cercle familial s'élargit, lors des naissances successives ; les puînés seraient moins stimulés et leur développement serait affecté par un environnement familial appauvri.

D'autres études se sont intéressées aux traits de personnalité, pour constater qu'il y a chez les aînés plus d'affirmation et de leadership, un sens plus marqué de la responsabilité personnelle et une idéologie plus conformiste. Les cadets seraient plus extravertis, plus ouverts aux expériences nouvelles et plus indépendants. On devine le jeu des interprétations théoriques. Par sa position même, l'aîné détient plus de pouvoir et est appelé à exercer à l'égard des plus jeunes un rôle d'éducateur. Il va s'identifier à la fonction parentale, reprendre à son compte le discours éducatif des parents, et ainsi affirmer son leadership, tout en adoptant une idéologie conformiste, calquée sur celle des parents (Cicirelli, 1994). Certains vont jusqu'à affirmer que les cadets de familles sont voués à devenir des révoltés puisque c'est pour eux la seule manière de se tailler une identité dans un système familial qui les rabroue et les relègue à des rôles passifs. Sulloway (1996) a connu un succès de librairie aux États-Unis, en publiant sur cette question un ouvrage intitulé *Born to Rebel* (1996). Retraçant le cours de l'histoire de la pensée et des sciences, il tente de démontrer que les idées radicales, les innovations scientifiques et les théories révolutionnaires sont attribuables, le plus souvent, à des cadets de famille, par exemple Voltaire, Darwin, Huxley ou Copernic. Si le titre est accrocheur, l'ouvrage ne convainc pas : la méthodologie est confuse, les propos souvent anecdotiques et on ne parle guère des nombreux aînés de famille qui ont fait œuvre révolutionnaire en sciences ou en politique.

Un autre thème relie ordre dans la fratrie et orientation sexuelle. Blanchard et Bogaert (1996) ont pu constater que les homosexuels masculins sont plus souvent des cadets de famille ayant des frères plus âgés. La taille de l'effet est réduit, mais il est significatif et ne s'observe pas dans le cas des femmes homosexuelles. Deux hypothèses sont avancées. Selon l'hypothèse postnatale, les garçons plus jeunes auraient été initiés aux pratiques homosexuelles par les plus âgés, d'où leur orientation sexuelle. Mais c'est la seconde, l'hypothèse prénatale, que retiennent les chercheurs : la présence d'un fœtus mâle susciterait une réponse immunitaire du milieu intra-utérin, réaction pouvant compromettre le développement du cerveau fœtal (Gualtieri et Hicks, 1985). La succession de grossesses impliquant des fœtus mâles susciterait une accumulation de réactions immunitaires et un risque accru de dommages chez le fœtus. Ces perturbations détermineraient l'orientation homosexuelle ultérieure.

Que penser de tout ce débat sur les effets du rang familial et quel intérêt ce type de recherche présente-t-il ? Il faut d'abord souligner que si des liens ont été observés entre intelligence, traits de personnalité, orientation sexuelle et ordre dans la fratrie, ces liens sont faibles et la taille de l'effet est réduite. Cela signifie, par exemple, que le pourcentage de variation du quotient intellectuel pouvant être attribué exclusivement à l'ordre dans la fratrie est extrêmement mince, de l'ordre de 1 ou 2 %. Il faut aussi souligner l'absence de concordance des résultats d'une étude à l'autre et le fait que de nombreuses études n'ont pas décelé d'effet. Lamb (1982) se montre très critique à l'égard de ces études qui se contentent de faire des constats parfois spectaculaires, sans se préoccuper de saisir les mécanismes en jeu et en formulant des explications *a posteriori*. Ce n'est pas la position dans la famille qui est en cause, être l'aîné ou le cadet n'entraîne pas un destin particulier, il n'y a pas là des liens de cause à effet.

LA FRATRIE ET LA GÉNÉTIQUE DES COMPORTEMENTS

Depuis quelques années, les travaux concernant la fratrie ont ouvert de nouvelles perspectives dans le domaine de la génétique des comportements. Cette discipline étudie les origines des différences observées dans le développement et examine la question classique à savoir ce qui relève de l'inné ou de l'acquis. Cette question a été traditionnellement abordée en psychologie en étudiant les jumeaux et en comparant les enfants adoptés vivant au sein des mêmes familles. Les premiers possèdent le même bagage génétique, alors que les seconds ont en commun de partager le même environnement familial. Ces études restent centrales pour départager le poids des facteurs génétiques et des facteurs de l'environnement. Mais les recherches qui s'intéressent à plusieurs, sinon à tous les frères et sœurs d'une même famille offrent des pistes de recherche nouvelles qui permettent de saisir l'étiologie des différences individuelles (Plomin, Manke et Pike, 1996). En effet, le degré de ressemblance entre les membres de la fratrie peut provenir de facteurs génétiques ou d'un environnement familial commun, puisque frères et sœurs partagent 50 % de leurs gènes et que, le plus souvent, ils ont grandi dans le même environnement familial.

Les résultats de ces études surprennent cependant, car il existe une grande dissemblance entre les frères et sœurs, qu'il s'agisse des traits de personnalité, des capacités cognitives, de la santé mentale ou, en général, des trajectoires de vie. On observe, par exemple, au sein d'une même famille un fils qui s'engage dans une voie « honorable », il poursuit des études, exerce une profession stable et fonde une famille, alors que son frère, décrocheur scolaire, accumule les problèmes et les ennuis avec la police et termine sa carrière criminelle en prison. Or, ces deux garçons ont de nombreux gènes en commun, ils ont grandi dans le même univers familial et ont apparemment été confrontés aux mêmes pratiques éducatives. En fait, les recherches minutieuses menées dans ce domaine démontrent que les membres de la fratrie sont en relation avec des environnements familiaux et extra-familiaux très différents : frères et sœurs ne partagent qu'une partie de l'environnement familial et l'évolution de la famille entraîne de multiples sources de différenciation. En outre, les pratiques parentales évoluent au cours de l'histoire familiale, les événements transforment les parents, les enfants et leurs interactions. Les travaux de la génétique des comportements démontrent de façon convaincante que les facteurs de l'environnement ont un effet déterminant sur les facteurs génétiques, de sorte que les membres d'une même famille se développent de façon très différente (Pike et Plomin, 1997). Les relations qu'on entretient à l'extérieur de la famille, particulièrement les relations avec les pairs, constituent souvent des environnements non partagés entre frères et sœurs et ces environnements influent considérablement sur la socialisation.

LES FACTEURS CULTURELS

Lorsqu'on parcourt la bibliographie anthropologique consacrée au thème de la fratrie, on a la surprise de voir que dans les sociétés préindustrielles les relations fraternelles prennent une énorme importance dans l'organisation de la vie sociale et que ces relations font l'objet de diverses codifications et réglementations. En revanche, dans notre culture ces relations sont volontaires et discrétionnaires. L'usage même des mots frère et sœur dans les sociétés préindustrielles est troublant. Car si ces termes sont partout utilisés pour désigner les enfants nés des mêmes parents biologiques, ils incluent parfois les cousins et les cousines et s'étendent, à certains endroits, à tous les descendants des familles occupant la même maison, même s'ils ne sont aucunement rattachés les uns aux autres par des liens biologiques (Cicirelli, 1995).

Et, dans tous les cas, ces frères et sœurs sont appelés à accomplir des devoirs et à répondre à des obligations. Ils doivent souvent, par exemple, s'occuper de l'éducation des plus jeunes ; les parents se trouvent ainsi libérés des tâches domestiques, ce qui permet à la famille de survivre (Cicirelli, 1995). Le phénomène le plus frappant, c'est l'extrême codification dont font l'objet les relations fraternelles dans la plupart des sociétés préindustrielles ; les liens fraternels sont plus serrés, l'interdépendance des frères et des sœurs et leur solidarité sont généralement très fortes.

Lorsqu'on compare les relations fraternelles de nos sociétés occidentales au caractère à la fois codifié et obligatoire des ces relations dans les sociétés préindustrielles, on est frappé par le caractère volontaire et discrétionnaire des relations fraternelles dans nos sociétés occidentales. Les devoirs des frères et sœurs s'y limitent à peu de chose (Bank et Kahn, 1982). Lorsqu'ils vivent sous le même toit, durant l'enfance et l'adolescence, frères et sœurs sont appelés à vivre en harmonie. Les règles familiales qui fixent les rapports entre les enfants sont peu nombreuses : « Que la bonne entente règne entre vous, respectez-vous mutuellement et évitez les disputes ! » La règle de l'autonomie représente un autre précepte dominant : « Que chacun s'occupe de ses affaires, sans déranger l'autre. » Après le départ du foyer, il est attendu que chacun aidera ses frères et sœurs en cas de difficulté, mais on fournira de préférence du support affectif, le soutien financier important étant rare (Coenen-Hunter, Kellerhals et Von Allmen, 1994). Les contacts et les obligations dépendent de la volonté de chacun, les rencontres sont épisodiques, réglées par un certain nombre de rituels comme l'échange de vœux à Noël ou les réunions organisées lors de l'anniversaire des parents.

*
* *

Malgré la baisse du nombre d'enfants au sein de la famille, la plupart des adolescents contemporains connaissent cette expérience particulière qui consiste à partager sa vie familiale avec un frère ou une sœur. Cette expérience est unique et paradoxale, car si les liens fraternels sont la source de multiples plaisirs et bénéfices, ces relations se caractérisent également par un taux élevé de conflits. Lorsqu'on interroge systématiquement les adolescents sur les relations qu'ils entretiennent avec leur frère ou leur sœur, les aspects positifs émergent, comme la proximité affective, la coopération et la solidarité, et une série d'avantages sont évoqués, tels que le soutien ou le rôle de médiateur auprès des parents. Pourtant, les conflits avec les autres membres de la fratrie sont les plus fréquents de tous les conflits interpersonnels, ils sont souvent sévères et chargés d'émotion, ils peuvent prendre une tournure violente, particulièrement au début de l'adolescence. On observe toutefois une diminution progressive de l'intensité émotionnelle et de la fréquence des conflits au cours de l'adolescence, alors que les relations fraternelles deviennent plus égalitaires et moins asymétriques.

La qualité des liens fraternels varie selon le sexe : les filles expriment plus la proximité et l'intimité dans les relations avec les membres de la fratrie et la communication est deux fois plus importante au sein des dyades féminines que dans les dyades masculines.

Les travaux qui examinent les liens entre les relations fraternelles et l'adaptation psychosociale indiquent que c'est la qualité de cette relation qui détermine l'adaptation psychologique et non le fait d'avoir des frères et sœurs. Le garçon ou la fille qui bénéficie du support affectif d'un frère ou d'une sœur plus âgé présente plus de confiance en soi et est mieux adapté, alors que les relations conflictuelles sont associées à une moindre confiance en soi et à une capacité d'adaptation plus faible. Les travaux qui ont examiné les répercussions des relations fraternelles sur le développement de comportements problématiques ont démontré le rôle de la fratrie sur la consommation précoce d'alcool ou de drogues : les frères et sœurs plus âgés légitimisent la consommation d'alcool ou de drogue aux yeux des plus jeunes, tout en les mettant en rapport avec des amis qui consomment de l'alcool ou de la drogue.

On s'intéresse depuis longtemps au rang de naissance dans la famille ; divers travaux ont établi certains liens entre la place que l'individu occupe dans la famille et des éléments comme l'intelligence, la déviance, les traits de personnalité et, plus récemment, l'orientation sexuelle. Toutefois, l'absence de concordance des résultats de ces études, le fait que beaucoup d'entre elles n'ont pas décelé d'effet et les faiblesses méthodologiques dont témoignent la plupart d'entre elles jettent un discrédit sur ces travaux et mettent sérieusement en doute l'existence de liens de causalité entre le rang de naissance et diverses variables.

Les travaux de recherche qui incluent les frères et sœurs d'une même famille offrent des pistes de recherche nouvelles dans le domaine de la génétique des comportements ; on cherche à différencier le rôle des facteurs d'ordre génétique et ceux qui proviennent d'un environnement familial partagé. La question des dyades fraternelles soulève des problèmes méthodologiques délicats et impose des stratégies de recherche particulières. La recherche portant sur les liens fraternels est particulièrement exigeante sur le plan de la constitution des échantillons si on veut pouvoir entreprendre des analyses valides auprès de sous-catégories regroupant suffisamment de dyades ayant des caractéristiques communes.

9

LES RELATIONS AVEC LA FAMILLE ÉLARGIE ET AVEC LES ADULTES NON APPARENTÉS : SUPPORT ET SOCIALISATION

La plupart des travaux dans notre domaine examinent les relations des adolescents avec les parents et avec les pairs, puisque ces relations ont sur le développement des effets depuis longtemps reconnus. L'intérêt pour l'étude systématique des relations fraternelles est plus récent et se manifeste aujourd'hui notamment dans le domaine des travaux de génétique comportementale. L'étude des relations que les adolescents entretiennent avec les personnes de leur entourage social a suscité beaucoup d'intérêt au cours des dernières années. De nombreux auteurs ont toutefois souligné l'importance pour les adolescents de pouvoir disposer de ressources autres que celles de la famille immédiate et de pouvoir compter sur des adultes appartenant à la famille élargie, sur des voisins ou des membres de la communauté scolaire, car ces adultes apportent une contribution positive à leur développement, à une période de la vie qui est marquée par une distanciation progressive à l'égard des parents (Scales et Gibbons, 1996 ; Shonert-Reichel et Offer, 1991). Le fait de pouvoir recourir à des adultes qui offriront du réconfort, serviront de guides ou de modèles comporte des avantages évidents. Les ouvrages grand public, les biographies, les témoignages et les études de cas montrent bien que des grands-parents, des oncles, des tantes ou d'autres adultes non apparentés peuvent exercer un rôle très important dans la vie des adolescents. Pourtant, les travaux qui ont examiné systématiquement le rôle que les adultes autres que les parents et les amis peuvent jouer dans le développement des adolescents sont relativement peu nombreux. Ces travaux se divisent en trois catégories distinctes. La première a trait aux études qu'on regroupe aujourd'hui autour du terme de résilience, car elles examinent les facteurs qui agissent comme protection auprès d'enfants et d'adolescents qui grandissent dans des contextes qui menacent leur développement. Les premières études systématiques de ce type ont été entreprises par Werner et Smith (1992) et par Rutter (1985), auprès d'enfants qui ont connu un développement harmonieux en dépit des risques que faisaient peser sur eux les conditions difficiles dans lesquelles ils vivaient, comme l'extrême pauvreté ou la maladie chronique des parents. Tous ces travaux indiquent que le fait de bénéficier du support d'un adulte constitue un facteur qui permet d'échapper au développement néfaste que des conditions extrêmement précaires laissaient présager. Au terme d'une vaste étude longitudinale menée auprès d'enfants des îles Hawaï qui avaient vécu la séparation parentale dans des conditions de pauvreté extrême, Werner et Smith (1992) affirment que tous les enfants, sans exception, qui s'étaient développés normalement avaient pu recourir à au moins une personne qui leur avait fourni, de façon constante, un support émotionnel : une grand-mère, une sœur plus âgée, un professeur ou un voisin.

Le deuxième groupe de travaux s'est attaché à ceux qui ont joué le rôle de «mentors» dans la vie des adolescents afin de saisir quelle part ils avaient prise dans des enjeux importants tels que la poursuite des études et l'engagement dans la vie professionnelle. Le concept de «mentor» fait le plus souvent appel à un adulte non apparenté, qui assume un rôle dans la démarche de socialisation d'un jeune, au-delà de ce qui est prescrit par sa position sociale. Ce rôle comporte donc un engagement et une volonté de servir de guide auprès des jeunes. Ces travaux ont en général pris naissance dans des milieux urbains économiquement défavorisés afin d'étudier l'influence que pouvaient avoir certains adultes engagés dans une action auprès des jeunes grandissant dans un environnement social à risques. Une étude de ce type que Rhodes *et al.*, (1992) ont réalisée aux États-Unis auprès de mères adolescentes de race noire indique que celles qui disposaient d'un «mentor» percevaient leur environnement social de façon plus favorable et parlaient du support qu'elles recevaient et qui les protégeait du stress attaché à leur situation difficile. Dans 85% des cas, ces «mentors» étaient des femmes et plusieurs d'entre elles étaient issues de la famille élargie. Ces études montrent bien que la présence d'adultes qui s'impliquent dans la communauté pour travailler auprès des jeunes a une influence positive sur le développement, particulièrement lorsque ces jeunes vivent dans des conditions difficiles de pauvreté, de séparation familiale ou de maladie des parents (Garmezy, 1991).

La troisième source regroupe les travaux qui examinent de façon systématique le réseau social des adolescents. Il s'agit de voir comment se structure l'univers social des adolescents, de répertorier les personnes significatives parmi les membres de la famille élargie et les adultes non apparentés et de noter la fréquence et la durée des contacts. Ces recherches s'attachent généralement aux fonctions que ces personnes exercent auprès des jeunes afin de comprendre le rôle des membres de la famille élargie et des adultes non apparentés sur le développement et l'adaptation psychosociale des jeunes.

LA FAMILLE ÉLARGIE

Garbarino *et al.* (1978) furent parmi les premiers à répertorier le nombre de personnes significatives composant le réseau social d'un échantillon d'adolescents américains; ils ont constaté que si les parents, la fratrie et les amis étaient presque toujours cités comme personnes importantes, beaucoup d'adolescents soulignaient l'importance des membres de la famille élargie, particulièrement des grands-parents. D'autres chercheurs (Blyth, 1982; Blyth, Hill et Thiel, 1982) ont observé que 75 % des répondants désignent au moins un membre de la famille élargie parmi les personnes auxquelles ils sont attachés, qui les influencent ou qu'ils admirent. Galbo (1986) constate que les membres de la famille élargie constituent les adultes significatifs les plus fréquemment cités après les parents et la fratrie. Les travaux qui viennent d'être cités ont été effectués aux États-Unis, mais Hendry *et al.* (1992) en Angleterre et Bö (1989) en Norvège ont fait les mêmes constats. Dans ces deux pays européens, lorsqu'on demande aux adolescents de désigner des personnes significatives ou des personnes qui ont un impact sur leur vie, la majorité d'entre eux nomment des adultes apparentés, grands-parents, oncles et tantes et, dans une moindre mesure, d'autres adultes non apparentés.

Les études qui se sont intéressées à la famille élargie indiquent qu'un grand nombre d'adolescents des deux sexes désignent des membres de la famille élargie parmi les personnes significatives qui ont une influence sur leur vie, et cela particulièrement dans les communautés socioéconomiquement faibles (Scales et Gibbons, 1996).

Les grands-parents occupent un statut particulier dans le jeu des relations intergénérationnelles et la plupart des adolescents déclarent que les relations qu'ils entretiennent avec leurs grands-parents sont importantes. Tous les adolescents ne bénéficient cependant pas de leur présence, puisque l'avancée en âge entraîne la disparition des grands-parents, particulièrement des grands-pères, dont l'espérance de vie est plus courte que celle des grands-mères. À 15 ans, près de 50 % des adolescents ont encore un grand-père maternel ou paternel, alors que 75 % d'entre eux ont une grand-mère.

Lorsqu'elle a interrogé un groupe d'adolescents polonais sur les relations qu'ils entretiennent avec leurs grands-parents, Tyszkowa (1993) a constaté que la majorité d'entre eux ont des contacts fréquents, même si la fréquence de ces contacts a tendance à diminuer pendant l'adolescence. La grande majorité des adolescents, près de 70 %, expriment une attitude positive ou très positive à l'égard de leurs grands-parents ; très peu émettent des commentaires négatifs, moins de 5 %. Les adolescents plus âgés déclarent avoir le plus souvent pris l'initiative des visites qu'ils organisent spontanément, en dehors de la présence des parents, alors que les plus jeunes font plus souvent référence à des obligations imposées par les parents. Cela peut être interprété comme un signe d'une évolution développementale, car durant l'enfance ce sont les parents qui décident des rencontres et les contacts sont indirects, alors que peu à peu les adolescents prennent l'initiative des visites (Tyszkowa, 1993). Ce sont surtout les conversations qui alimentent ces rencontres, mais également les promenades et les jeux. Les propos des adolescents interrogés par Tyszkowa (1993) laissent entrevoir qu'il y a une série de fonctions positives rattachées à ces contacts avec les grands-parents, comme le support affectif et l'acquisition de savoirs dans des domaines comme la cuisine, le jardinage ou les travaux de couture. Mais pour l'essentiel, ces liens avec la génération des aînés tiennent à la transmission d'un héritage et l'accès à certains aspects de l'histoire familiale.

Claes *et al.* (2001) ont interrogé des adolescents du Québec, de Belgique, de France et d'Italie pour connaître le nombre de personnes considérées comme significatives dans la famille élargie. Même si la taille des familles élargies varie beaucoup selon les pays, le nombre de ces personnes semble être le même dans les quatre pays ; il se situe, en moyenne, autour de cinq. Les grands-parents sont le plus souvent cités. Un phénomène mérite toutefois d'être relevé : dans les quatre pays, les grands-parents maternels, sont plus souvent désignés comme des personnes significatives que les grands-parents paternels et la fréquence des rencontres est beaucoup plus importante avec les premiers qu'avec les seconds. Ceci renvoie à des considérations formulées par Oliveri et Reiss (1987), qui observaient un phénomène parallèle dans la structuration du réseau social des adolescents : l'univers relationnel des adolescents se construit en concordance avec celui de la mère : ils perpétuent les liens que la mère entretient avec ses propres parents, liens qui apparaissent beaucoup plus forts que ceux que le père entretient avec ses propres parents (Chodorow, 1978).

Les fonctions exercées par les membres de la famille élargie s'articulent principalement autour des dimensions affectives, puisque ce sont des notions telles que l'attachement, la sollicitude, la proximité émotionnelle, les confidences qui sont évoquées lorsque les adolescents justifient l'importance que ces personnes revêtent à leurs yeux (Scales et Gibbons, 1996). Au-delà de ces bienfaits émotionnels que peuvent prodiguer les grands-parents, les tantes et les oncles, près d'un adolescent sur quatre signale les apports plus spécifiques. Ces adolescents relèvent que ces relations et ces contacts privilégiés les aident dans leur croissance en leur offrant l'occasion de mieux saisir des réalités importantes et de faire face à certains problèmes, comme régler des conflits avec les parents ou les amis, ou encore les difficultés d'atteindre les objectifs scolaires et professionnels (Greenberger *et al.*, 1998).

Bengston (2001) estime que les liens multigénérationnels connaîtront une importance grandissante au cours des prochaines décennies. Il entend par ce terme les liens familiaux qui s'établissent au-delà de deux générations et il considère que, aujourd'hui déjà, nombre de gens considèrent que ces liens sont plus importants pour le bien-être et le réconfort que les liens qu'on entretient avec la famille nucléaire. Pour cet auteur, la hausse de la longévité, qui permet de vivre plus longtemps avec les générations précédentes ainsi que les changements dans la structure familiale, notamment l'augmentation du nombre de divorces et de familles reconstituées, entraîneront une participation grandissante des grands-parents et d'autres membres de la famille élargie à la prise en charge des enfants et des adolescents.

LES ADULTES NON APPARENTÉS

Le nombre de personnes non apparentées désignées comme significatives par les adolescents est relativement faible au début de l'adolescence, mais ce nombre augmente progressivement, si bien qu'au terme de l'adolescence et au début de l'âge adulte 60 % des adolescents nomment un adulte non apparenté comme personne importante, ayant de l'influence sur l'un ou l'autre aspect de leur vie (Blyth, Hill et Thiel, 1982; Hamilton et Darling, 1996). Il s'agit le plus souvent d'entraîneurs sportifs, de parents d'amis, de voisins, de dirigeants de mouvements de jeunesse ou de membres du clergé (Scales et Gibbons, 1996). Les fonctions exercées par ces adultes s'apparentent à celles de mentor, puisque les caractéristiques assignées à ces personnes pour justifier cette relation privilégiée s'articulent principalement autour des notions d'éducateur, de guide et de modèle (Hamilton et Darling, 1996). La régulation des émotions grâce à l'échange et au partage est également souvent nommée parmi les fonctions exercées par ces adultes (Scales et Gibbons, 1996).

Du fait de ces activités et de ces conversations, on peut penser que ces personnes exercent d'importantes fonctions personnelles et culturelles auprès des adolescents (Hamilton et Darling, 1996). En effet, lorsqu'on les interroge sur le type d'activités auxquelles ils s'adonnent avec les adultes non apparentés, les adolescents répondent qu'ils parlent de questions personnelles comme les relations avec la famille et les amis, qu'ils échangent des idées sur le monde et la politique, commentent l'actualité, qu'ils écoutent également de la musique, discutent de peinture ou d'autres formes artistiques. Le fait d'avoir été introduit à des réalités nouvelles dans le domaine des idées et des arts constitue un apport spécifique de ces relations entretenues avec des adultes non apparentés.

Les professeurs sont rarement désignés comme personnes significatives par les adolescents, et ce nombre diminue progressivement au cours de l'adolescence (Scales et Gibbons, 1996). En moyenne, un adolescent sur quatre nomme un professeur comme personne significative et ces chiffres sont à peu près les mêmes au Québec, en France, en Belgique et en Italie (Claes *et al.*, 2001). On affirme souvent que les professeurs peuvent favoriser le développement des dimensions intellectuelles, culturelles et personnelles chez les adolescents, mais il faut constater, à la lumière des chiffres du moins, que peu d'adolescents font appel à ces ressources. Il est permis de penser que l'aspect autoritaire de la fonction d'enseignant crée des distances qui nuisent à l'établissement de liens interpersonnels plus étroits. Les adolescents ne perçoivent peut-être pas immédiatement la signification des liens qu'ils établissent avec leurs professeurs dans la vie scolaire quotidienne, ils reconnaîtront cette influence plus tard. C'est ce que semblent indiquer les résultats que Tatar (1968) a obtenu en Israël. Ce dernier a demandé à des adolescents de dresser la carte de l'ensemble des personnes significatives de leur entourage qui ne faisaient pas partie de la famille et de nommer celles qui avaient une influence sur leur vie. Très peu d'adolescents citent un professeur, à peine 6 %. Lorsqu'on pose la même question de façon rétrospective à des adultes, ce nombre est beaucoup plus élevé, puisque 25 % mentionnent un professeur parmi les personnes ayant eu une influence significative au cours de leur adolescence.

LE SEXE, L'ÂGE ET LES FACTEURS GÉOGRAPHIQUES

Lorsqu'on examine les liens avec la famille élargie, on constate que les garçons et les filles disposent de ressources comparables, qu'il s'agisse du nombre de personnes ou de la fréquence des contacts. Les filles répertorient toutefois un plus grand nombre d'adultes non apparentés significatifs dans leur réseau social (Scales et Gibbons, 1996). Mais c'est l'association avec des personnes de même sexe qui différencie nettement les réponses : les filles citent majoritairement des femmes comme personnes significatives dans leur environnement, alors que les garçons désignent plus souvent des hommes ; pour chaque sexe, selon un rapport de deux pour un.

Un autre phénomène familier différencie les réponses entre les sexes. Une nouvelle fois, on constate que, par rapport aux garçons, les filles entretiennent des liens plus intimes et accordent plus d'importance aux dimensions émotionnelles telles que l'affection, le soutien et la proximité, qu'il s'agisse des membres de la famille ou des adultes non apparentés.

L'âge donne lieu à des tendances prévisibles : le nombre d'adultes considérés comme significatifs dans la famille élargie et dans le milieu scolaire ainsi que le nombre de contacts avec ces adultes baissent systématiquement de 12 à 18 ans. Deux phénomènes se conjuguent ici. Il y a la disparition des grands-parents, signalée plus haut, mais c'est surtout l'évolution des relations sociales privilégiées qui est en cause et le fait que, progressivement, beaucoup d'adolescents réduisent leurs contacts avec la famille et s'engagent dans des relations plus intenses avec les amis et le partenaire éventuel.

Il faut enfin signaler une observation de Bö (1989) qui, comparant le réseau social d'adolescents norvégiens provenant de deux régions, une grande cité industrielle et une petite ville traditionnelle sise au bord d'un fjord, constate que les adolescents provenant des petites villes disposent de plus de ressources, d'un réseau d'adultes significatifs plus étendu et que les contacts avec ces personnes sont plus fréquents. Ces adultes fréquentent ou connaissent le milieu familial des jeunes et, selon l'auteur, cette proximité entre les univers sociaux des adolescents des petites villes favorise l'harmonisation des influences éducatives familiales et extra-familiales, ce qui aurait un effet positif sur le développement des adolescents.

LES RÉPERCUSSIONS SUR LE DÉVELOPPEMENT DES ADOLESCENTS

La présence d'adultes significatifs a un effet positif sur les résultats scolaires et sur les capacités cognitives des adolescents âgés de 13 à 17 ans (Hamilton et Darling, 1996). Le rôle des parents est prédominant chez les plus jeunes mais, au fur et à mesure que les enfants avancent en âge, cette influence diminue au profit des adultes non apparentés.

Greenberger *et al.* (1998) ont entrepris une étude qui a examiné conjointement les liens entre la présence d'adultes significatifs autres que les parents dans l'univers social des adolescents, certaines caractéristiques de ces adultes et le développement des adolescents. Ils ont demandé aux adolescents d'énumérer les adultes considérés comme personnes importantes et ont analysé la qualité du support reçu du point de vue de la chaleur et de la compréhension. Ils ont également interrogé les adolescents sur le niveau de désapprobation que ces adultes expriment face à des comportements comme le vol, la consommation de drogues, les problèmes scolaires et les sanctions éventuelles; les comportements déviants chez ces adultes et leur niveau d'affects dépressifs ont aussi été étudiés. Enfin, les adolescents ont répondu à des questions portant sur leurs propres comportements déviants et leur propre humeur dépressive. Si la plupart des répondants désignent comme personnes importantes certains adultes appartenant à leur entourage, les auteurs ne trouvent pas de liens entre la présence de tels adultes et le niveau d'adaptation psychosociale des adolescents. Lorsqu'on examine les liens entre les caractéristiques de ces adultes et le développement des adolescents, deux tendances particulières à chaque sexe se dessinent clairement. La présence de comportements déviants chez les adultes constitue un puissant prédicteur de conduites déviantes chez les garçons, alors que la désapprobation et les sanctions agissent comme protection contre la déviance ; les liens entre la présence d'affects dépressifs chez les adultes et les adolescents sont faibles. Dans le cas des filles, les liens entre les caractéristiques des adultes et celles des adolescentes se conforment à un modèle inverse : la présence de symptômes dépressifs chez les adultes prédit la présence de tels symptômes chez les adolescentes, alors que les liens avec les comportements déviants sont faibles.

Même si la documentation scientifique met en évidence les bienfaits de la présence de personnes significatives dans le réseau social sur le développement des enfants et des adolescents, une étude comme celle de Greenberger *et al.* (1998) montre clairement que la présence d'adultes dans l'entourage social peut avoir des effets néfastes sur le développement. La chose est incontestable lorsque ces adultes abusent de l'enfant ou l'adolescent, mais cela se confirme également lorsque ces adultes adoptent des comportements socialement déviants. Ce n'est pas tant le discours des adultes qui influence les adolescents, leur façon d'agir offre également des modèles qui structurent les conduites des jeunes. Le lien entre la symptomatologie dépressive des adolescentes et des adultes suscite la curiosité. Comme les filles citent souvent des parents de la famille élargie parmi les personnes significatives, particulièrement les grands-mères, on ne peut exclure qu'il y ait une étiologie héréditaire, bien documentée dans le cas de la dépression des adolescentes. Sans doute faudra-t-il raffiner les études, mais les travaux actuels indiquent qu'une partie des adultes qui entourent les adolescents ont une influence non négligeable sur leur développement, que ces personnes fassent partie ou non de la famille élargie.

Les observations effectuées en Norvège par Bö (1996) nous éclairent sur le rôle de la fréquentation des adultes non apparentés dans l'univers des adolescents, car elles rattachent ce phénomène à l'entourage social plus large. Il a examiné l'impact des relations entretenues avec les adultes non apparentés du quartier en rapport avec les comportements pro- et antisociaux et il en dégage deux modèles très différents l'un de l'autre. Il constate que, dans un environnement socialement défavorisé et qui présente de hauts risques de déviance, la rencontre fréquente d'adultes non apparentés, associée au petit nombre de contacts avec les parents, entraîne une consommation d'alcool et de drogues plus élevée, ainsi que des comportements déviants. En revanche, dans les milieux socialement favorisés et chez les adolescents issus de parents plus scolarisés, les contacts avec plusieurs adultes non apparentés se traduisent par de meilleurs résultats scolaires, moins d'absentéisme et plus de comportements sociaux adéquats.

DIFFÉRENCES CULTURELLES

Un certain nombre de travaux d'anthropologie bien connus indiquent que les adultes apparentés jouent un rôle important dans de multiples sociétés primitives. Le frère de la mère occupe une fonction centrale et il lui arrivera d'adopter les enfants de sa sœur et d'assumer les fonctions paternelles. On pourrait souligner à nouveau le caractère codifié et obligatoire que revêtent les rapports avec les membres de la famille des parents dans les sociétés pré-industrielles et le caractère libre et volontaire de ces relations dans la culture occidentale. Dans nos sociétés, les obligations des enfants et des adolescents à l'égard des grands-parents, des oncles et des tantes se résument à peu de choses : visites et affection. Si les rapports sont agréables et bénéfiques, les visites se poursuivent durant toute l'adolescence et les jeunes attachent beaucoup de prix à ces rencontres : plaisir partagé, support et aide. Si les rencontres ne sont pas gratifiantes, les adolescents espacent progressivement les visites et tentent d'échapper aux rencontres de famille.

Des travaux portant sur le réseau social des adolescents ont été menés en Amérique du Nord et en Europe, mais il est difficile de comparer les résultats de ces études, tant les méthodes utilisées diffèrent. Comme il a été signalé plus haut, la taille du réseau social des adolescents, la structure de ce réseau et les fonctions attribuées aux personnes qui le constituent sont similaires si l'on compare le Québec, la Belgique, la France et l'Italie (Claes *et al.*, 2001). On observe toutefois de grandes différences entre les pays lorsqu'on examine la fréquence des rencontres avec les membres de la famille élargie : grands-parents, tantes et oncles.

Ce qui frappe, c'est le contraste entre le modèle européen, qui se définit par des contacts fréquents, et le modèle québécois, qui se caractérise par des contacts espacés. On note dans le modèle québécois une faible fréquence des rencontres, en moyenne une rencontre tous les deux mois, tandis que le modèle italien comporte des rencontres très fréquentes avec les membres de la famille élargie, près d'une rencontre par semaine. Les adolescents italiens rencontrent leurs grands-parents 30 fois par an, alors que les Québécois les rencontrent 6 fois par an. Le tableau est similaire en ce qui concerne la fréquence des rencontres avec les oncles et les tantes présentés comme personnes significatives : 8 rencontres en moyenne par an pour les Québécois, 40 rencontres par an pour les Italiens. Les études réalisées auprès des adolescents américains indiquent que là aussi les rencontres avec les membres de la famille élargie sont espacées (Scales et Gibbons, 1996). Il est donc permis de croire qu'il s'agit d'une réalité nord-américaine où les rapports avec la famille élargie se caractérisent par des rencontres beaucoup moins fréquentes qu'en Europe. Certains facteurs démographiques peuvent partiellement rendre compte de ces différences : en Italie, les lieux de résidence des grands-parents et de la famille sont situés à proximité, parfois les grands-parents partagent la vie du foyer, souvent ils habitent dans la même rue ou dans le même quartier, ce qui facilite les contacts. Sur le continent nord-américain, et notamment au Québec, de grandes distances séparent parfois les membres de la famille. Or, cela n'explique pas les écarts très importants observés entre les pays européens et le Québec, écarts particulièrement marqués en Italie. Les rapports intergénérationnels se structurent différemment en Europe et en Amérique du Nord et cela se traduit par des relations plus étroites et des contacts beaucoup plus fréquents entre les membres de plusieurs générations au sein d'une même famille. Ces liens intergénérationnels plus étroits renvoient à la conception culturelle des valeurs familiales et collectives. La société québécoise partage les valeurs individualistes nord-américaines, qui insistent sur l'importance de l'autonomie et de la réalisation de soi, alors que la société italienne valorise les dimensions collectives et met l'accent sur les valeurs familiales telles que le soutien et la solidarité entre ses membres.

*

* *

Les travaux qui examinent l'influence des adultes autres que les parents et les amis sur le développement des adolescents sont relativement peu nombreux et proviennent de diverses sources. Un certain nombre de travaux ont démontré que le support d'un adulte offre une protection auprès d'enfants et d'adolescents qui vivent des expériences très pénalisantes pour la santé physique et mentale. D'autres travaux ont étudié le rôle des mentors auprès de jeunes vivant dans un environnement social à risque. La troisième source regroupe les travaux qui examinent de façon systématique l'influence des membres de la famille élargie et des adultes non apparentés sur le développement et l'adaptation psychosociale des jeunes.

Un grand nombre d'adolescents désignent des membres de la famille élargie parmi les personnes significatives qui ont une influence sur leur vie, par exemple les grands-parents, les tantes et les oncles. Les grands-parents occupent toutefois une place particulière en assumant une série de fonctions positives qui s'articulent principalement autour des dimensions affectives. Les relations et les contacts privilégiés avec les membres de la famille élargie offrent toutefois aux adolescents d'autres fonctions plus instrumentales, comme l'atteinte des objectifs scolaires et professionnels.

Beaucoup d'adolescents nomment un adulte non apparenté comme personne ayant une influence importante sur l'un ou l'autre aspect de leur vie. Il s'agit le plus souvent d'entraîneurs sportifs, de parents d'amis, de voisins, de dirigeants de mouvements de jeunesse ou de membres du clergé; les professeurs sont rarement choisis comme personnes significatives par les adolescents, et cela va en diminuant durant l'adolescence. Les fonctions exercées par ces adultes s'apparentent à celles de mentor puisque les caractéristiques qui leur sont assignées s'articulent autour des notions d'éducateurs, de guides et de modèles.

En psychologie, on insiste beaucoup sur l'influence bénéfique que les personnes significatives appartenant au réseau social peuvent avoir sur le développement des enfants et des adolescents; pourtant, certaines études récentes démontrent que la présence d'adultes dans l'entourage social peut aussi avoir des effets néfastes sur le développement, notamment lorsque ces adultes adoptent des comportements socialement déviants. Cet effet est particulièrement marqué dans les milieux défavorisés.

CONCLUSION

*L'univers social à l'adolescence –
développement et adaptation*

Les relations avec les parents, les amitiés, les relations amoureuses, les relations avec les autres membres de la fratrie, avec la famille élargie et avec les adultes non apparentés marquent toutes de leur façon l'univers social des adolescents. Chacune de ces relations est spécifique, chacune suit une trajectoire particulière et assume des fonctions propres dans le développement humain, mais en même temps ces relations sont imbriquées les unes dans les autres. Au début, il y a l'attachement qui relie l'enfant à ses parents. Ce premier univers relationnel constitue la matrice originale qui structure les nouvelles relations que les individus développent ultérieurement : les amitiés et les relations amoureuses. Les amitiés apparaissent tôt et, dès la maternelle, on voit des enfants s'associer librement sur la base des affinités et du partage des activités et des jeux. Ce thème de l'amitié devient toutefois dominant à la préadolescence alors qu'apparaissent les dimensions d'intimité et de proximité affective. Bientôt naissent les premiers contacts avec l'autre sexe et les premières relations amoureuses qui se construisent à partir des modalités relationnelles élaborées avec les pairs de même sexe. Les engagements émotionnels, relativement faibles au début, vont graduellement s'affirmer et, au début de l'âge adulte, le partenaire amoureux devient la principale figure d'attachement.

La figure 9 est une construction qui rassemble les observations tirées des travaux de Buhrmester (1996) ainsi que de ceux de Furman et Whener (1997). Ces deux études ont examiné l'évolution des relations durant l'adolescence, de l'âge de 9 à l'âge de 20 ans. Furman et Whener (1997) ont étudié l'évolution des sources de support émotionnel, en demandant aux adolescents de nommer la personne à laquelle ils s'adressent en cas de difficulté : la mère, le père, les amis de même sexe, la fratrie ou le partenaire. Buhrmester (1996) a étudié le niveau de révélation de soi en demandant à des adolescents d'âges divers à quelle personne, parmi les membres de la famille, les amis, le partenaire et les membres de la famille élargie, ils confiaient leurs préoccupations et leurs problèmes personnels. Les courbes des deux études se recouvrent très clairement au point de pouvoir être réunies dans un même diagramme.

FIGURE 9

Évolution des relations interpersonnelles durant l'adolescence

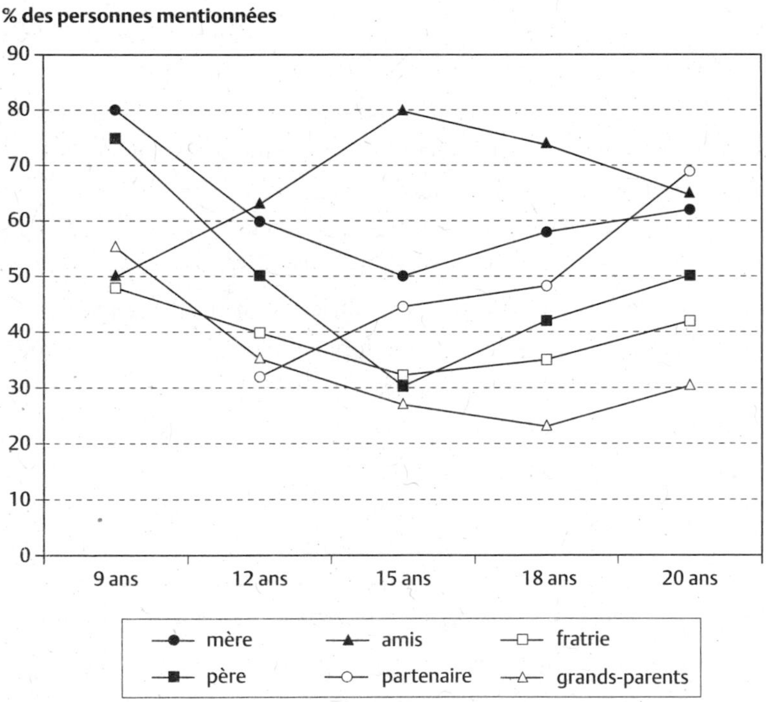

% des personnes mentionnées

Source : Buhrmester, 1996 ; Furman et Whener, 1997.

Ce diagramme illustre un certain nombre de phénomènes évolutifs. On peut voir qu'avec le début de l'adolescence les relations avec les parents vont se distancier de plus en plus, pour atteindre un creux vers l'âge de 15 ans et se restaurer ensuite. Ce phénomène varie cependant selon le sexe du parent : on constate que la distance avec le père est toujours plus importante qu'avec la mère. De multiples études (Collins et Russel, 1991 ; Noller et Callan, 1990 ; Collins et Laursen, 2000) relèvent ce phénomène. L'importance accordée aux amis du même sexe évolue d'une manière radicalement opposée. Relativement faible à 9 ans, la place des amis comme confidents privilégiés et comme sources de support émotionnel va connaître une montée spectaculaire, pour atteindre un sommet à 15 ans et se résorber ensuite. Le partenaire amoureux occupe un statut très faible en ce qui a trait au support émotionnel ou au rôle de confident à l'âge de 12 ans, mais ce statut ne cesse de s'affirmer et occupera la première place au début de l'âge adulte. On constate enfin qu'on recourt moins aux autres membres de la fratrie et aux grands-parents comme source de support, mais, dans les deux cas, cette distance se résorbe au terme de l'adolescence.

Pour illustrer l'évolution des relations interpersonnelles durant l'adolescence, Collins et Laursen (2000) utilisent l'image de la fugue, construction musicale constituée de thèmes mélodiques distincts qui se poursuivent et s'enchevêtrent, pour créer finalement une structure unique clairement définie. Certains thèmes perdent en intensité, d'autres deviennent prédominants et la différenciation des univers relationnels atteint un sommet au milieu de l'adolescence mais, au début de l'âge adulte, l'univers des relations interpersonnelles adopte une structure plus unifiée et plus intégrée.

LA DIFFÉRENCIATION DES RELATIONS

On constate qu'un principe dialectique gouverne l'évolution des relations interpersonnelles durant l'adolescence : relative globalité et faible différenciation au terme de l'enfance, différenciation croissante durant l'adolescence et intégration hiérarchisée à l'âge adulte. Le principe de la différenciation des relations semble être une dimension clé pour saisir le développement social à l'adolescence (Collins, 1997). L'univers relationnel devient plus diversifié et l'évolution des relations est marquée par un double mouvement : éloignement émotionnel et physique à l'égard de la famille et engagement intense dans les relations de proximité avec les contemporains. Ce double mouvement favorise la conquête de l'autonomie et l'adoption, en dehors de la sphère familiale, de rôles nouveaux qui définiront le statut de jeune adulte, puisque les échanges avec les pairs se déroulent dans un cadre horizontal de réciprocité, à la différence des relations familiales basées sur un principe d'autorité verticale (Laursen et Williams, 1997). Certains chercheurs, tel Steinberg (1988), proposent de lire ce mouvement selon une perspective évolutionniste. On sait que, par rapport à la série animale, le petit de l'être humain connaît une longue période de dépendance envers ses parents qui couvre toute la durée de l'enfance. C'est à l'adolescence, au cours de la seconde décennie de l'existence humaine, que s'effectue la prise de distance envers la famille, alors que la vie relationnelle avec les pairs s'affirme constamment. L'engagement croissant dans la vie sociale à l'extérieur de la famille favorise l'affirmation de l'autonomie, l'adoption de rôles adultes et la création des liens sexuels et, par là, la perpétuation de l'espèce.

On dispose également ici d'un modèle normatif qui définit l'accès à la maturité relationnelle au début de l'âge adulte : les relations avec le partenaire sont les plus importantes, suivies des relations d'amitié et des relations avec les parents. Cette hiérarchie se met en place durant l'adolescence. Certains jeunes adultes n'ont pu établir ces ruptures et ils maintiennent avec leurs amis du même sexe les relations privilégiées qu'ils entretenaient à l'adolescence, d'autres, n'ayant pu modifier les liens familiaux, conservent des rapports de dépendance à l'égard de leurs parents. Dans les deux cas, il s'agit de formes d'immaturité relationnelle qui mettent en question le développement optimal de l'individu.

CONTINUITÉ ET CHANGEMENT

La question de la continuité et du changement constitue un thème central en psychologie du développement : est-ce la règle de la persistance qui domine lorsqu'on examine la croissance d'un individu ou, au contraire, est-ce la variabilité ? S'agissant de l'adolescence, période dominée par des transformations multiples on songe à opter pour la seconde hypothèse. Lorsqu'on examine l'évolution des relations de l'enfance à l'adolescence, on constate qu'elles recèlent à la fois une grande continuité et des changements significatifs.

Les relations entre parents et adolescents et les relations établies durant l'enfance offrent une importante continuité quant à la qualité des liens émotionnels et des fonctions que remplissent ces relations dans la vie quotidienne, même si la fréquence et les modes d'interaction changent de l'enfance à l'adolescence et durant l'adolescence elle-même (Collins, 1996). On sait que les perspectives contemporaines se sont largement démarquées des positions qui considéraient les conflits et la séparation comme des éléments qui définissent l'évolution normale des relations entre parents et adolescents. De nombreuses données de recherche, recueillies tant en Amérique du Nord qu'en Europe, indiquent de façon récurrente que la majorité des adolescents et des parents perçoivent leurs relations comme agréables et chaleureuses. Les liens d'attachement qui se construisent au cours de la petite enfance se maintiennent au cours de l'enfance, de l'adolescence et à l'âge adulte (Rice, 1990 ; Steinberg, 1990). Cette règle de continuité se vérifie également dans le cas des relations familiales problématiques. Une minorité d'adolescents connaîtra des relations familiales marquées par des conflits importants, des incompréhensions majeures, des ruptures et des sentiments de rejet. La plupart des familles qui présentent de sérieuses difficultés relationnelles durant l'adolescence avaient déjà connu un passé problématique durant l'enfance (Offer, Ostrov et Howard, 1981). L'adolescence ne crée pas ces problèmes, elle ne fait qu'exacerber des problèmes déjà présents. Les liens d'attachement qui se construisent très tôt, dès les premiers jours de l'existence humaine, structurent ultérieurement les rapports entre parents et enfants (Van Yzendoorn, 1992). La présence de déficits précoces en matière d'attachement entachera les relations parents/enfants ; l'hostilité qui sous-tend ces rapports suscite des conflits et perturbe l'exercice de l'autorité parentale, ce qui se traduit par le retrait de l'affection, l'absence de supervision ou par le recours à des méthodes contraignantes, punitives ou coercitives.

La fonction de support parental perdure également durant l'adolescence. La majorité des adolescents considèrent que leurs parents offrent une ressource émotionnelle unique, différente de ce que peuvent offrir les pairs ou d'autres adultes (Collins, 1997). La plupart des adolescents et des jeunes adultes déclarent d'ailleurs avoir recours à leurs parents lorsqu'ils vivent des situations particulièrement difficiles afin de trouver le réconfort émotionnel et les conseils judicieux qu'ils ne trouveront pas ailleurs (Allen et Land, 1999).

Le rôle de conseiller constitue un autre aspect de la fonction parentale qui se maintient durant l'adolescence. Comme le soulignent Youniss et Smollar (1985), les adolescents estiment que leurs parents détiennent un certain nombre de compétences, notamment dans des questions comme l'organisation de la société, la vie professionnelle ou la politique ; ils déclarent faire appel à ces compétences dans des domaines où l'information et l'expérience antérieure constituent des atouts à leurs yeux.

Ces continuités dans les relations entre parents et adolescents s'accompagnent d'importantes modifications sur le plan de la quantité et du contenu des interactions, de l'expression des affects et de la perception respective des personnes concernées (Collins, 1997 ; Collins et Laursen, 2000). La fréquence des interactions entre parents et adolescents diminue de façon importante et, dès le début de l'adolescence, on observe une réduction constante du temps passé en famille au profit du temps passé à l'extérieur (Larson *et al.*, 1996). Les activités communes et les conversations avec les parents diminuent très sensiblement de l'âge de 10 à l'âge de 15 ans. Parents et adolescents observent une distance affective croissante : les adolescents déplorent la réduction du sentiment d'acceptation et expriment moins de satisfaction à l'égard de la vie familiale, alors que, de leur côté, les parents déclarent vivre moins d'expériences positives et plus de distance affective (Steinberg, 1990). Cet éloignement affecte beaucoup de parents pour lesquels l'adolescence constitue souvent une période éprouvante (Silverberg et Steinberg, 1990).

Le terme de transformation est celui qui caractérise le mieux l'évolution des relations parentales à l'adolescence. On observe une diminution des interactions et une baisse de la qualité des affects, sans que cela traduise une rupture des liens d'attachement, qui restent forts durant l'adolescence et au cours de l'âge adulte. Par ailleurs, la proximité affective et la qualité des relations parentales se renouvellent le plus souvent au terme de l'adolescence, lorsque prend place un modèle dominé par la négociation coopérative et l'interdépendance affective entre personnes adultes (Youniss et Smollar, 1985).

Le principe de continuité caractérise également la plupart des aspects des relations avec les pairs. La continuité est évidente lorsqu'on examine les habilités individuelles à se faire des amis (Collins, 1997) ou les indices de popularité ou de rejet (Bukowski *et al.*, 1987). Ici encore, on observe que les enfants populaires, habiles à se faire des amis, conservent ces habiletés au cours de l'adolescence et que les adolescents rejetés par leurs pairs l'étaient déjà durant l'enfance. Comme dans le cas des parents, les adolescents qui éprouvent de sérieuses difficultés dans leurs relations avec leurs pairs présentent généralement une histoire similaire durant l'enfance. Plusieurs études ont retracé chez certains individus une trajectoire de rejet social et des difficultés d'insertion dans le groupe qui se manifestent dès l'enfance et tout au long de l'adolescence (Patterson, Reid et Dishion, 1992).

D'importantes discontinuités apparaissent également dans le cours des relations avec les pairs. Cela s'exprime à la fois dans la composition des groupes, dans le temps passé avec les pairs et dans l'énergie dépensée pour se trouver une place et obtenir un statut dans le groupe. On constate par exemple que le réseau des pairs s'étend considérablement au fur et à mesure que les adolescents affirment leur autonomie à l'égard de la famille. Si à 10 ans les enfants passent deux fois plus de temps avec leurs parents qu'avec leurs amis, c'est l'inverse qu'on note à 16 ans. La constitution du groupe des pairs, au début et au milieu de l'adolescence, s'élabore très clairement sur la base de contacts avec les partenaires du même sexe, même si la plupart des adolescents déclarent fréquenter régulièrement des personnes de l'autre sexe. Ces arrangements facilitent les rencontres avec le sexe opposé.

L'investissement émotionnel dans les relations d'amitié s'affirme dès la préadolescence et connaît un sommet vers l'âge de 15 ans. C'est à ce moment-là que la valorisation des liens d'amitié est la plus intense, que l'exclusivité est réclamée et que dominent des sentiments tels que jalousie et crainte de la trahison. Plus tard, ces relations deviennent moins exclusives et moins tourmentées, alors que la notion de partage se met en place. Les adolescents plus âgés passent beaucoup de temps avec le partenaire, tout en maintenant des contacts avec leur groupe d'amis du même sexe. Au début de la vingtaine, le temps passé avec le partenaire augmente au détriment du temps passé avec les amis.

Les premières relations avec l'autre sexe s'inscrivent dans ces rencontres entre pairs, au point qu'il est difficile, pour les observateurs comme pour les participants, de distinguer les amis de sexe différent des partenaires amoureux. Les adolescents qui détiennent un statut social élevé dans le groupe forment les premiers couples et servent de modèle aux autres, si bien qu'au terme de l'adolescence la plupart des filles et des garçons ont déjà vécu au moins une expérience de couple. L'engagement dans une relation amoureuse durable modifie sensiblement l'univers relationnel et les rapports avec le réseau des amis. En fait, cet engagement entraîne la fin du rôle dominant que le groupe des amis exerçait durant l'adolescence.

La diminution des interactions avec les parents s'accompagne d'un élargissement du réseau des amis et d'un engagement intense dans les relations avec les pairs. C'est au sein de ces relations qu'ont lieu les premières rencontres avec l'autre sexe et l'engagement dans des relations intimes avec le partenaire amoureux. Le groupe des pairs assure donc une importante fonction de transition dans le développement socioaffectif, car il permet de passer des relations intimes avec les parents aux relations avec les amis et, plus tard, de passer des amis au partenaire amoureux (Collins et Laursen, 2000).

LES PERSPECTIVES THÉORIQUES

La distance croissante envers les parents et l'importance grandissante qu'on accorde aux relations avec les pairs sont au centre de la structuration des relations interpersonnelles à l'adolescence. Divers courants théoriques ont tenté de rendre compte de cette évolution (Collins et Repinski, 1994 ; Collins et Laursen, 2000).

Certaines théories mettent l'accent sur les facteurs endogènes et sur les forces intrapsychiques qui seraient les moteurs de ces changements. C'est le cas des perspectives psychanalytiques développées par Anna Freud (1969) et par Blos (1967). Tous deux placent les transformations pubertaires au centre des changements qui ont lieu durant l'adolescence. L'éclosion de la puberté précipiterait l'émergence des conflits et creuserait la distance affective dans les relations entre parents et adolescents, favorisant les relations en dehors de l'univers familial. Blos (1967) considère que la mise à distance des images parentales idéalisées durant l'enfance traduit un mouvement d'individuation et de séparation d'avec les parents et que l'engagement intense dans les relations avec les pairs permet de choisir un objet sexuel approprié lors de l'accès à la génitalité.

Tout en reconnaissant l'importance des changements développementaux tels que la puberté, un second groupe de théoriciens met l'accent sur les facteurs extérieurs qui définissent les attentes propres à un âge donné afin d'éclairer l'évolution des relations interpersonnelles durant l'adolescence (Hill, 1988). Selon cette perspective, la puberté précipiterait la venue des changements qui s'effectuent sur le plan personnel et social; l'adolescent doit abandonner sa condition d'enfant et il doit désormais agir comme « quelqu'un de plus âgé » afin de répondre aux attentes propres à un âge donné, attentes définies principalement par le groupe des pairs. L'univers familial perd de son attrait dans cette dynamique nouvelle, au profit du groupe des pairs qui détient désormais les clés de l'attribution du statut et de la reconnaissance sociale.

Ces deux perspectives théoriques mettent l'accent sur le changement et sur les ruptures entre l'univers familial et celui des pairs, alors que d'autres perspectives tentent de concilier les éléments de continuité et de changement dans chacune de ces relations.

La théorie de l'attachement met en évidence les similitudes fonctionnelles entre les deux univers relationnels. La théorie estime que les figures centrales d'attachement et les modes d'interaction se modifient au cours du développement, mais que toutes les relations interpersonnelles sont guidées par des modèles intériorisés qui restent stables. Cette théorie est conforme à l'idée du passage, au cours de l'adolescence, de relations privilégiées avec les parents à des relations avec les amis et, plus tard, des amis au partenaire amoureux. Cette théorie est conforme à une autre observation courante, selon laquelle les adolescents qui éprouvent des difficultés avec leurs pairs ou dans leurs relations amoureuses connaissaient déjà des difficultés relationnelles au cours de l'enfance; cela rejoint l'idée que la capacité de s'engager dans des relations intimes avec les amis ou dans des rapports amoureux s'inscrit dans l'histoire personnelle d'attachement (Collins et Sroufe, 1999).

Collins et Laursen (2000), quant à eux, proposent une perspective théorique qui tente également de concilier les deux aspects de l'évolution des relations interpersonnelles, plutôt que de les opposer, en faisant appel au concept d'interdépendance au sein de chacune des relations. L'évolution des relations entre parents et adolescents n'exprime pas une rupture, mais un réajustement visant une forme optimale d'interdépendance, ce qui implique des conflits mais fait également appel à la négociation et à une redéfinition constante de la relation chez les deux partenaires. Les relations d'amitié et les relations amoureuses imposent le développement d'habiletés de réciprocité permettant le partage d'intérêts communs, la révélation mutuelle de soi et l'accès à l'intimité. Ces relations offrent aussi l'occasion de se familiariser avec des modes de résolution des conflits non destructeurs. Les désaccords au sujet des attentes respectives peuvent conduire à des confrontations et à la rupture; la maturité relationnelle consiste toutefois à adopter des modes de résolution des conflits qui puissent restaurer l'harmonie, protéger une relation vitale et favoriser une interdépendance accrue.

L'ADAPTATION PSYCHOSOCIALE ET LA SANTÉ MENTALE

Les relations sociales et le développement de la personne humaine sont intimement imbriqués et les relations interpersonnelles assument un rôle vital dans le développement des compétences sociales et cognitives. Cela est vrai durant la petite enfance, durant l'enfance et à l'adolescence. Tout au long de cet ouvrage, on a souligné l'existence de liens entre la qualité des relations que les adolescents entretiennent avec les personnes significatives de leur entourage, le développement des capacités d'adaptation et le bien-être psychologique. L'existence de tels liens a principalement été constatée dans les relations entre parents et adolescents et dans les relations d'amitié.

De nombreuses études ont pu confirmer l'importance des liens d'attachement entre parents et adolescents comme facteur de protection contre l'adversité psychosociale. Lorsqu'on demandait à Sigmund Freud quelle était la meilleure chose qui puisse arriver à un enfant, il répondait : être aimé par sa mère et son père. Cela est vrai dans l'enfance, mais reste vrai durant l'adolescence. La qualité des relations parentales constitue un puissant prédicteur de santé mentale durant l'adolescence et au terme de l'adolescence (Steinberg, 1990). On dispose aujourd'hui d'une multitude de données de recherche qui ont établi des liens très clairs entre la qualité des liens parentaux et le développement des adolescents, qu'il s'agisse de la construction de l'identité (Grootevant et Cooper, 1986), du développement de la compétence sociale (Steinberg *et al.*, 1991) ou de la conscience morale (Van Yzendoorn, 1997). En revanche, le détachement parental, le sentiment de rejet ou la présence de conflits persistants se retrouvent pratiquement toujours au cœur des problèmes les plus sévères qui guettent les jeunes : délinquance, tentatives de suicide, toxicomanie (Barrera et Li, 1996; Tousignant, Hamel et Bastien, 1988).

De nombreux travaux indiquent que les relations avec les pairs contribuent de façon substantielle au développement social et cognitif des adolescents. Plusieurs études ont analysé les multiples fonctions positives des amitiés à l'adolescence : baisse de l'anxiété rattachée aux préoccupations qui entourent la sexualité (Berndt, 1982), soutien lors d'événements stressants, développement des capacités cognitives (Doise et Mugny, 1981). Si la capacité d'engager des relations d'amitié de qualité constitue un prédicteur d'adaptation psychologique à l'adolescence, de nombreuses études indiquent, en revanche, que l'absence d'amitié, des amitiés de faible qualité ou marquées par des relations problématiques constituent autant de facteurs de risque pour le développement ultérieur.

Si la qualité des liens familiaux et des liens d'amitié est garante de l'adaptation psychosociale et de la santé mentale, tel ne semble pas être le cas des relations amoureuses. Il semble même que l'engagement dans une relation amoureuse intense et durable à l'adolescence s'accompagne d'effets négatifs au niveau de l'estime de soi et de la construction de l'identité, voire de symptômes dépressifs (Joyner et Udry, 2001). Le modèle d'évolution des liens amoureux proposé par Bradford-Brown (1999) offre une explication convaincante à ce sujet, lorsqu'il avance que l'engagement dans des relations avec un partenaire de l'autre sexe sert les besoins personnels de l'adolescent, plutôt que des besoins relationnels. Pour cet auteur, une succession de relations superficielles, généralement de courte durée, constitue la norme au début et au milieu de l'adolescence, alors que les engagements amoureux intenses et durables sont atypiques et risquent d'être problématiques. Il est permis de penser que cette dernière forme d'engagement dans un couple exprimerait des carences affectives ou des attentes excessives qui risquent d'être déçues.

L'INFLUENCE RESPECTIVE DES PARENTS ET DES PAIRS SUR LE DÉVELOPPEMENT

Les questions concernant le rôle respectif des parents et du groupe des pairs dans le développement et le type de liens qui relient ces deux univers alimentent un débat classique en psychologie. Le débat tourne principalement autour du rôle que jouent les parents et les pairs dans les comportements socialement déviants, tels que vol, violence ou consommation de drogue. Si les chercheurs s'accordent pour reconnaître que les pairs déviants sont ceux qui encouragent le plus les comportements déviants et la consommation de drogue chez les adolescents, les points de vue divergent lorsqu'il s'agit de convenir du rôle des parents dans cette dynamique. Nombre de chercheurs estiment que la qualité des liens avec les parents, le niveau d'engagement dans la vie avec les pairs et l'engagement dans des comportements déviants sont reliés. Les adolescents vivant au sein de familles marquées par la discorde et les conflits sont plus susceptibles de s'associer à des pairs déviants et de commettre des actes socialement répréhensibles (Dishion *et al.*, 1991). D'autres études indiquent que l'absence de contrôle et de supervision est associée à l'adhésion à des groupes de pairs déviants (Dishion *et al.*, 1995).

La question de savoir si les parents peuvent contrer ou du moins atténuer l'influence des pairs déviants reste cependant ouverte. Aseltine (1995) estime que les pratiques parentales ne peuvent guère contrebalancer l'influence des pairs déviants. Vitaro, Brendgen et Tremblay (2000) observent pourtant que l'attachement parental peut contribuer à atténuer l'influence des pairs déviants sur les comportements délinquants. Kandel (1996) considère finalement qu'on surestime le rôle des pairs et qu'on a tendance à minimiser celui des parents en ce qui concerne l'engagement dans des conduites déviantes ; elle affirme que les parents peuvent agir directement ou indirectement auprès des adolescents et ainsi les prémunir contre les pairs déviants.

LES DIFFÉRENCES ENTRE LES SEXES

Les relations avec les parents ne donnent pas lieu à des différences marquées selon le sexe de l'adolescent. Dans l'ensemble, filles et garçons manifestent le même niveau d'attachement ou de proximité affective à l'égard de la mère ou du père. En revanche, toutes les relations avec les personnes du même âge donnent lieu à des différences marquées entre garçons et filles, qu'il s'agisse des relations avec la fratrie, avec les amis ou avec les partenaires ; ces différences vont toujours dans le même sens, les filles font preuve de plus d'intimité et de proximité, leurs attentes à cet égard sont plus élevées et leur engagement émotionnel plus intense.

Un effet de sexe est clairement identifiable lorsqu'on examine le niveau d'intimité dans les relations fraternelles : les filles expriment davantage de proximité et d'intimité dans leurs relations avec les autres membres de la fratrie. Le niveau de communication, la réciprocité et la proximité affective sont deux fois plus marqués dans les dyades de filles que dans les dyades de garçons (Guichard, 1995). Les liens d'amitié donnent également lieu à d'importantes différences entre garçons et filles. Ces différences sont très claires et on les retrouve constamment : les filles valorisent davantage tous les aspects des amitiés, elles expriment plus d'attentes à l'égard des amies et recherchent plus intensément la proximité et l'intimité. Les adolescentes développent plus tôt des relations intimes avec leurs amies (Sharabany, Gershoni et Hoffman, 1981) et elles se révèlent plus actives que les garçons dans leurs démarches pour nouer et entretenir des amitiés (Brendgen *et al.*, 2001). Mais c'est au niveau des relations amoureuses que les écarts entre filles et garçons semblent les plus marqués, au point de susciter d'importantes sources d'incompréhension, des frustrations et des ruptures. Ici encore, les filles expriment des attentes supérieures en ce qui regarde l'intimité et la proximité, elles s'engagent davantage émotionnellement dans le couple et réclament une attention plus exclusive.

Tout cela laisse clairement entendre que l'appartenance à l'un ou l'autre sexe exerce un rôle déterminant dans la vie sociale et que le fait d'être garçon ou fille constitue une source majeure de différenciation de l'expérience interpersonnelle à l'adolescence. On sait que la question des différences sexuelles dans les relations interpersonnelles constitue un thème qui alimente de nombreux débats dans les sphères universitaires tout autant que dans le discours populaire. Canary, Emmers-Sommer et Faulkner (1997) ont publié un ouvrage qui propose de faire le point sur le rôle de la variable sexuelle dans les relations interpersonnelles. Examinant la plupart des travaux entrepris sur la question de l'intimité dans les amitiés et dans les relations amoureuses, ces auteurs estiment que les hommes et les femmes ne sont pas fondamentalement dissemblables et que les points de convergence sont nombreux. Les femmes et les hommes ont la même conception de l'intimité et considèrent que la recherche de l'intimité constitue une dimension centrale de l'amitié et des relations amoureuses. Ce qui diffère, c'est l'expression de l'intimité, les femmes se parlant plus et se confiant plus, alors que les hommes recherchent l'intimité grâce à des activités communes ; les femmes comme les hommes s'engagent dans des relations sexuelles en recherchant la proximité et l'intimité, même si, à la différence des femmes, les hommes s'y engagent plus pour rechercher le plaisir sexuel.

Une autre explication peut être avancée pour rendre compte des écarts entre l'univers interpersonnel des filles et celui des garçons à l'adolescence ; elle s'appuie sur les particularités de cet âge. L'engagement dans des relations intimes s'inscrit dans le cadre de la ségrégation sexuelle mise en place durant l'enfance. Garçons et filles ont adopté des modes d'interaction divergents, les filles étant axées sur la coopération et la sociabilité, alors que les garçons développent la compétition et l'affirmation de soi. C'est au sein de ces univers que se construisent les rapports d'amitié à l'adolescence et, plus tard, les relations avec l'autre sexe. Il n'est donc pas surprenant de constater que les filles ont une longueur d'avance en ce qui a trait à la maturité émotionnelle et que les rencontres entre les sexes peuvent être à l'origine de malentendus ou de frustrations, particulièrement chez les filles. L'adolescence est une période où chacun doit s'adapter à l'autre sexe : les garçons doivent développer des habilités relationnelles comme l'intimité, l'empathie et la proximité émotionnelle et les filles doivent abandonner une partie de leurs rêves infantiles de fusion émotionnelle et s'engager dans des projets de réalisation personnelle sur le plan scolaire et professionnel.

DIFFÉRENCES CULTURELLES

Le réseau des interactions sociales qui se construisent au cours de l'enfance et de l'adolescence s'inscrit dans un contexte particulier qui varie fortement d'une culture à l'autre. La culture constitue un important facteur qui structure les pratiques sociales et les affiliations privilégiées. La culture joue un rôle déterminant dans les pratiques parentales, elle détermine les valeurs éducatives centrales, indique ce qui convient à chaque âge et dicte, par exemple, les techniques parentales les plus efficaces ou le degré de tolérance à l'égard de la fréquentation des amis (Goodnow, 1985 ; Grusec, Hastings et Mammone, 1994).

L'établissement et le maintien des relations d'amitié, les rapports avec la fratrie ou l'engagement dans les relations amoureuses s'inscrivent dans un système de prescriptions, de tolérance ou de restrictions qui varient fortement d'une culture à l'autre. Il a paru intéressant d'examiner tour à tour les relations entre parents et adolescents, les relations d'amitié et les relations amoureuses à l'adolescence dans diverses cultures afin de repérer chaque fois les éléments qui paraissent universels ou du moins communs à de nombreuses cultures, de même que les spécificités de la culture occidentale.

Les relations entre parents et adolescents sont universellement caractérisées par l'attachement, l'affection et le support (Van Yzendoorn et Kroonenberg, 1988). Les conflits entre parents et adolescents sont aussi très répandus. Nous avons l'impression que ces conflits sont propres aux sociétés occidentales, pourtant Schlegel et Barry (1991) constatent que cette réalité est présente dans de très nombreuses cultures, notamment dans les cultures préindustrielles. En revanche, tout ce qui relève de l'exercice de l'autorité parentale donne lieu à d'importantes différences, qu'il s'agisse de l'imposition des règles, de la tolérance à l'égard de certains comportements ou de l'usage de sanctions en cas de transgression des règles. Deux modèles opposés prédominent : le modèle dit « démocratique », qui permet à l'adolescent de participer aux décisions qui le concernent et le modèle « autoritaire », qui conçoit les rapports parentaux de façon plus rigide et hiérarchique. Le premier a délaissé les méthodes punitives au profit d'approches qui valorisent le dialogue et la communication ; les différends et les conflits se règlent par la négociation, on fait appel au raisonnement et au sens des responsabilités des adolescents, les punitions corporelles sont fermement condamnées. Ce modèle domine en Amérique du Nord, dans les pays anglo-saxons et en Scandinavie, mais de nombreux indices donnent à penser qu'il gagne les pays européens, car ce modèle considéré comme « moderne » s'implante notamment dans les milieux urbains, alors que l'autoritarisme et les punitions corporelles paraissent périmés (Kellerhals *et al.*, 1992). Le modèle autoritaire préconise l'affirmation du pouvoir parental, le respect des règles et l'usage de sanctions lorsque les règles ont été transgressées. Les punitions corporelles sont admises comme mode de punition des enfants et des adolescents (Youniss, 1994). Ce modèle prédomine dans certaines cultures latines, asiatiques et arabes (Cooper, 1994 ; Qasem *et al.*, 1998).

L'amitié est une réalité universelle et l'engagement dans des relations intenses avec les pairs du même sexe durant l'adolescence s'observe partout, notamment dans les cultures préindustrielles. Ce qui varie en revanche selon les cultures, c'est la place accordée à la fréquentation des amis et le type de liens que les adolescents entretiennent avec la famille et le groupe de amis. Les amis occupent une place particulièrement importante dans l'univers social des adolescents nord-américains. Les adolescents québécois passent trois fois plus de temps avec leurs amis que les adolescents italiens ; près de 60 % des adolescents québécois citent un ami comme la personne la plus proche, alors que la majorité des adolescents italiens citent l'un ou l'autre parent (Claes, 1998). Le degré de tolérance des familles à l'égard de la participation à des activités avec les pairs diffère également (Edwards, 1992). Le fait d'avoir des amis témoigne de sa popularité et d'une socialisation réussie dans la société nord-américaine ; la plupart des familles acceptent que leurs enfants et leurs adolescents reçoivent des amis à la maison. Les familles latino-américaines et asiatiques se montrent plus restrictives sur ces questions (Cooper, 1994)

Il n'est pas sûr que la passion amoureuse soit universelle (Coates, 1999), mais la formation des couples et l'engagement dans les activités hétérosexuelles le sont évidemment. Les rencontres entre jeunes gens et jeunes filles sont réprimées dans certaines cultures, alors que d'autres cultures se montrent tolérantes et permissives. Schlegel et Barry (1991) constatent que la tolérance face à la formation des couples adolescents domine dans les sociétés préindustrielles et que le nombre de sociétés permissives à l'égard de la sexualité adolescente est plus important que le nombre de sociétés restrictives. Notre société valorise énormément la passion amoureuse et, à travers la production d'œuvres multiples, propose des modèles de vie où l'amour et le bonheur se conjuguent. La mixité constitue la règle dans la formation des groupes d'enfants et d'adolescents ; la société occidentale se montre très permissive à l'égard des amours adolescentes et valorise la formation de couples et l'engagement dans la vie amoureuse à l'adolescence.

BIBLIOGRAPHIE

AINSWORTH, M. D. S. (1989). Attachments beyond infancy. *American Psychologist*, 44, 709-716.

AINSWORTH, M. D. S. (1967). *Infancy in Uganda : Infant care and growth of love.* Baltimore (MD) : Johns Hopkins Press.

AINSWORTH, M. D. S., BLEHAR, M.S., WATERS, E. et WALL, S. (1978). *Patterns of attachment : A psychological study of the strange situation.* Hillsdale (NJ) : Lawrence Erlbaum.

ALLEN, J. P. et LAND, D. J. (1999). Attachment in adolescence. Dans J. Cassidy et P. R. Shaver (dir.), *Handbook of attachment : Theory, research and clinical applications.* New York (NY) : Guilford.

ALLEN, J. P., MOORE, C., KUPERMINC, G. et BELL, K. (1998). Attachment and psychosocial functioning. *Child Development*, 69, 1406-1419.

AMATO, P. R. et KEITH, B. (1991). Parental divorce and the well-being of children : A meta-analysis. *Psychological Bulletin*, 110, 26-46.

ARGYLE, M. et HENDERSON, M. (1985). *The anatomy of relationships.* Londres : Heinemann.

ARMSDEN, G. C. et GREENBERG, M. T. (1987). The inventory of parent and peer attachment : Individual differences and their relationship to psychological well-being in adolescence. *Journal of Youth and Adolescence*, 16, 219-235.

ARSENEAULT, M.-J. (1994). Le réseau social des adolescents : étude descriptive et analyse des relations avec l'ajustement psychologique. Université de Montréal : thèse de doctorat inédite.

ASELTINE, R. H. (1995). A reconsideration of parental and peer influences on adolescence deviance. *Journal of Health and Social Behavior*, 36, 103-121.

ASHER, S. R., HYMEL, S. et RENSHAW, P. D. (1984). Loneliness in children. *Child Development*, 55, 1456-1464.

BAGWELL, C. L., SCHMIDT, M. E., NEWCOMB, A. F. et BUKOWSKI, W. M. (2001). Friendship and peer rejection as predictor of adult attachment. Dans D. W. Nangle et C. A. Erdley (dir.), *The role of friendship in psychological adjustment*. New Direction for Child and Adolescent Development, n° 91. San Francisco (CA) : Jossey-Bass.

BANDURA, A. (1986). *Social foundations of thoughts and action : A social cognitive theory.* Englewood Cliffs (NJ) : Prentice Hall.

BANK, L., PATTERSON, G. R. et REID, J. B. (1996). Negative sibling interaction patterns as predictors of later adjusement problems in adolescence and later adult males. Dans G.H. Brody (dir.), *Sibling relationships : Their causes and consequences.* Norwood (NJ) : Ablex.

BANK, S. P. et KAHN, M. D. (1982). *The siblings bond.* New York (NY) : Basic Books.

BARBER, B. K. (1996). Parental psychological control : Revisiting a neglected construct. *Child Development,* 67, 3296-3319.

BARIAUD, F. (1999). Le développement des conceptions de soi. Dans H. Rodriguez-Tomé, S. Jackson et F. Bariaud (dir.), *Regards actuels sur l'adolescence.* Paris : Presses Universitaires de France.

BARRERA, M. et LI, S. A. (1996). The relation of family support to adolescents' psychological distress and behavior problems. Dans G. R. Pierce, B. R. Sarason et I. G. Sarason (dir.), *Handbook of social support and the family.* New York (NY) : Plenum Press.

BAUMRIND, D. (1978). Parental disciplinary patterns and social competence in children. *Youth and Society,* 9, 239-276.

BAUMRIND, D. (1975). Early socialization and adolescent competence. Dans S. E. Dragastin et G. Elder (dir.), *Adolescence in the life cycle.* Washington (DC) : Hemisphere.

BAUMRIND, D. (1971). Current patterns of parental authority. *Developmental Psychology Monographs,* 4, 1.

BEN-ARI, A. (1995). The discovery that an offspring is gay : Parents', gay men's, and lesbians' perspectives. *Journal of Homosexuality,* 30, 89-112.

BENGSTON, V. L. (2001). Beyond the nuclear family : The increasing importance of multigenerational bonds. *Journal of Marriage and the Family,* 63, 1-16.

BERGMAN, L. (1992). Dating violence among high school students. *Social Work,* 37, 21-27.

BERNARD, J. (1985). Changing family lifestyles. Dans L. E. Arnold (dir.), *Parents, children and change.* Lexington (MA) : Lexington Books.

BERNDT, T. J. (1982). The features and effects of friendships in early adolescence. *Child Development,* 53, 1447-1460.

BERNDT, T. J. et HOYLE, S. G. (1985). Stability and change in childhood and adolescent friendships. *Developmental Psychology,* 21, 1007-1015.

BERNIER, A., LAROSE S. et BOIVIN, M. (2000). L'attachement et les modèles cognitifs opérants. Conceptualisation, mesure et structure. Dans G. M. Tarabulsy, S. Larose, D. R. Pederson et G. Moran (dir.), *Attachement et développement. Le rôle des premières relations dans le développement humain.* Sainte-Foy : Presses de l'Université du Québec.

BERRY, J. W., POORTINGA, Y. P., SEGALL, M. H. et DASEN, P. R. (1992). *Cross-cultural psychology : Research and applications.* New York (NY) : Cambridge University Press.

BLANCHARD, R. et BOGAERT, A. F. (1996). Homosexuality in men and number of older brothers. *American Journal of Psychiatry*, 153, 27-31.

BLOS, P. (1967). *Les adolescents : essai de psychanalyse.* Paris : Stock.

BLYTH, D. A. (1982). Mapping the social world of adolescents : Issues, techniques and problems. Dans F. C. Serafica (dir.), *Social cognitive development in context.* New York (NY) : Guilford Press.

BLYTH, D. A., HILL, J. P. et THIEL, K. S. (1982). Early adolescents' significant others : Grade and gender differences in perceived relationships with familial and non-familial adults and young people. *Journal of Early Adolescence*, 11, 425-450.

BÖ, I. (1996). The social network in adolescence. Dans K. Hurrelmann et S. F. Hamilton, (dir.), *Social problems and social contexts in adolescence : Perspectives across boundaries.* New York (NY) : Aldine de Gruyter.

BÖ, I. (1989). The significant people in the social network of adolescents. Dans K. Hurrelman et U. Engel (dir.), *The social world of adolescents.* New York (NY) : Aldine De Gruyter.

BORN, M. (1983). *Jeunes déviants ou délinquants juvéniles.* Bruxelles : Pierre Mardaga.

BOULTON, M. J. et SMITH, P. K. (1992). Bully/victim problems among middle school children : Stability, self-perceived competence and peer acceptante. *British Journal of Developmental Psychology*, 62, 73-87.

BOWLBY, J. (1980). *Attachement and loss.* Vol. 3, *Loss, Sadness and Depression.* New York (NY) : Basic Books.

BOWLBY, J. (1979). *The making and breaking of affectional bonds.* Londres : Tavistock.

BOWLBY, J. (1969). *Attachement and loss.* Vol. 1, *Attachment.* New York (NY) : Basic Books.

BRACONNIER, A., CHILAND, C., CHOQUET, M. et POMARÈDE, R. (1995). *Dépression, adolescentes, adolescents.* Paris : Bayard.

BRADFORD-BROWN, B. (1999). You're going out with who? Peer group influences on adolescent relationships. Dans W. Furman, B. B. Brown et C. Feiring (dir.), *The development of romantic relationships in adolescence.* Cambridge : Cambridge University Press.

BREAKWELL, G. M. (1999). La sexualité à l'adolescence. Dans H. Rodriguez-Tomé., S. Jackson et F. Bariaud (dir.), *Regards actuels sur l'adolescence.* Paris : Presses Universitaires de France.

BRENDGEN, M., MARKIEWIEZ, D., DOYLE, A. B. et BUKOWSKI, W. M. (2001). The relations between friendship quality, rank-friendship preferences and adolescents' behavior with their friends. *Merill Palmer Quaterly*, 47, 395-415.

BRONFENBRENNER, U. (1979). *The ecology of human development : Experiments by nature and design.* Cambridge (MA) : Harvard University Press.

BUHRMESTER, D. (1996). Need fulfillment, interpersonnel competence, and the developmental contexts of early adolescent friendship. Dans W. M. Bukowski, A. F. Newcomb et W. W. Hartup (dir.), *The company they keep : friendship in childhood and adolescence.* New York (NY) : Cambridge University Press.

BUHRMESTER, D. et FURMAN, W. (1990). Perceptions of sibling relationship during middle childhood and adolescence. *Child Development*, 61, 1387-1398.

BUKOWSKI, W. M. et FERBER, J. S. (1987). A study of peer relations, attributional style, and loneliness during adolescence. Communication présentée à la conférence biennale de la Society for Research in Child Development, Baltimore (MD).

BUKOWSKI, W. M., NEWCOMB, A. F. et HOZA, B. (1987). Friendship conceptions among early adolescents : a longitudinal study of stability and change. *Journal of Early Adolescence*, 7, 143-152.

CAIRNS, R. B., CAIRNS, B. D., NECKERMAN, H. J., GEST, S. D. et GARIEPI, J. L. (1988). Social networks and aggressive behavior : Peer support or peer rejection ? *Journal of Personnality and Social Psychology*, 24, 815-823.

CANARY, D. J., EMMERS-SOMMER, T. M. et FAULKNER, S. (1997). *Sex and gender : Differences in Personal Relationships*. New York (NY) : Guilford.

CARLSON, E. A. et SROUFE, L. A. (1995). Contribution of attachment theory to developmental psychopathology. Dans C. Dante et D. J. Cohen (dir.), *Developmental psychopathology*. New York (NY) : John Wiley & Sons.

CATRON, A. et WINNYKAMEN, F. (1999). *Les relations sociales chez l'enfant. Genèse, développement, fonctions*. Paris : Armand Colin.

CHODOROW, N. (1978). *The reproduction of mothering*. Berkeley (CA) : University of California Press.

CICIRELLI, V. G. (1995). *Sibling relationships across the life span*. New York (NY) : Plenum Press.

CICIRELLI, V. G. (1994). Sibling relationships in cross-cultural perspective. *Journal of Marriage and the Family*, 56, 7-20.

CILLISSEN, A. N. et BUKOWSKI, W. M. (2000). Conceptualizing and measuring peer acceptante and rejection. Dans A. N. Cillissen et W. M. Bukowski (dir.), *Recent advances in the measurement of acceptance and rejection in the peer system*. New Direction for Child and Adolescent Development, n° 88. San Francisco (CA) : Jossey-Bass.

CILLISSEN, A. N. BUKOWSKI, W. M. et HASELAGER, G. J. T. (2000). A review of the empirical litterature on the stability of sociometric categories and a discussion of four conceptual issues related to the stability of sociometric status. Dans A. N. Cillissen et W. M. Bukowski (dir.), *Recent advances in the measurement of acceptance and rejection in the peer system*. New Direction for Child and Adolescent Development, n° 88. San Francisco (CA) : Jossey-Bass.

CLAES, M. (1998). Adolescents' closeness with parents, siblings, and friends in three countries : Canada, Belgium and Italy. *Journal of Youth and Adolescence*, 27, 165-184.

CLAES, M. (1994). Le réseau social des adolescents : proximité des relations et adaptation personnelle. *Les cahiers internationaux de psychologie sociale*, 21, 5-22.

CLAES, M. (1993). *Les amitiés à l'adolescence*. Document vidéo. Laboratoire de recherche sur le développement psychosocial des adolescents. Université de Montréal, Département de psychologie.

CLAES, M. (1992). Friendship and personal adjustement in adolescence. *Journal of Adolescence*, 15, 39-55.

CLAES, M. et BEAUDOIN, N. (2000). La révélation de l'homosexualité à l'adolescence : le dire quand et à qui ? *Psychiatrie de l'enfant,* 63, 327-341.

CLAES, M. et LACOURSE, E. (2001). Pratiques parentales et comportements déviants à l'adolescence. *Enfance,* 53, 379-399.

CLAES, M., LACOURSE, E. et BOUCHARD, C. (1998). Adolescents' and parents' relationships : who is the best informant ? Communication présentée à la 6ᵉ rencontre du Groupe européen de recherche sur l'adolescence, Budapest, Hongrie.

CLAES, M., LACOURSE, E., BOUCHARD, C. et LUCKOW, D. (2001). Adolescents' relationships with members of the extended family and non-related adults in four countries : Canada, France, Belgium et Italy. *International Journal of Adolescence and Youth,* 9, 207-225.

CLAES, M. et POIRIER, L. (1994). Caractéristiques et fonctions des relations d'amitié à l'adolescence. *Psychiatrie de l'enfant,* 1, 289-308.

CLAES, M., POIRIER, L. et ARSENEAULT, M.-J. (1998). Proximité avec la famille et les amis : une comparaison entre adolescents québécois et européens. *Revue québécoise de psychologie,* 19, 2, 41-63.

CLOUTIER, R. (1996). *Psychologie de l'adolescence.* Boucherville : Gaëtan Morin.

CLOUTIER, R. (1994). La dynamique des conduites extrêmes chez les jeunes. *Frontière,* 6, 18-22.

CLOUTIER, R., CHAMPOUX, L., JACQUES, C. et LANCOP, C. (1994). *Ados, familles et milieux de vie.* Québec : Université Laval, Centre de recherche sur les services communautaires.

CLOUTIER, R. et GROLEAU, G. (1987). La communication parents-adolescents. *Interface,* 3, 27-30.

COATES, D. L. (1999). The cultures and culturing aspects of romantic experience in adolescence. Dans W. Furman, B. B. Brown et C. Feiring (dir.), *The development of romantic relationships in adolescence.* Cambridge : Cambridge University Press.

COENEN-HUNTER, J., KELLERHALS, J. et VON ALLMEN, M. (1994). *Les réseaux de solidarité dans la famille.* Lausanne : Réalités sociales.

COIE, J. D., DODGE, K. A. et KUPERSMIDT, J. B. (1990). Peer group behavior and social status. Dans S. R. Asher et J. D. Coie (dir.), *Peer rejection in childhood.* New York (NY) : Cambridge University Press.

COIE, J. D. et KUPERSMIDT, J. B. (1983). A behavioral analysis of emerging social status in boys' groups. *Child Development,* 54, 1400-1416.

COIE, J. D., TERRY, R., ZAKRISKI, A. et LOCHMAN, J. (1995). Early adolescent social influences on delinquent behavior. Dans J. McCord (dir.), *Coercion and punishment in long term perspective.* New York (NY) : Cambridge University Press.

COLEMAN, J. C. (1980). Friendship and peer group in adolescence. Dans J. Adelson (dir.), *Handbook of Adolescent Psychology.* New York (NY) : Wiley.

COLEMAN, J. C. et HENDRY, L. (1990). *The nature of adolescence.* Londres : Routledge.

COLLINS, A. C. et LUEBKER, C. (1994). Parent and adolescent expectancies : Individual and relational significance. Dans J. G. Smetana (dir.), *Beliefs about parenting : Origins and developmental implications.* New Direction for Child Development, n° 66. San Francisco (CA) : Jossey-Bass.

COLLINS, W. A. (1997). Relationships and development during adolescence : Interpersonal adaptation to individual change. *Personal Relationships,* 3, 1-14.

COLLINS, W. A. (1995). Relationships and development : Family adaptations to individual change. Dans S. Shulman (dir.), *Close relationships and socioemotional development.* Norwood (NJ) : Ablex.

COLLINS, W. A. et LAURSEN, B. (2000). Adolescent relationships : The art of fugue. Dans C. Hendrick et S. S. Hendrick (dir.), *Close relationships. A Source book.* Thousand Oaks (CA) : Sage.

COLLINS, W. A. et LAURSEN, B. (1992). Conflict and relationships during adolescence. Dans C. U. Shantz et W. W. Hartup, *Conflict in child and adolescent development.* Cambridge : Cambridge University Press.

COLLINS, W. A. et REPINSKI, D. J. (1994). Relationships during adolescence : Continuity and change in interpersonal perspectives. Dans R. Montemayor, G. R. Adams et T. P. Gullotta (dir.), *Personal relationships during adolescence.* Thousand Oaks (CA) : Sage.

COLLINS, W. A. et RUSSEL, G. (1991). Mother-child and father-child relationships in middle childhood et adolescence : A developmental analysis. *Developmental Review,* 11, 99-136.

COLLINS, W. A. et SROUFE, L. A. (1999). Capacity for intimate relationships. A developmental construction. Dans W. Furman, B. B. Brown et C. Feiring (dir.). *The development of romantic relationships in adolescence.* Cambridge : Cambridge University Press.

CONGER, R. D. et RUETER, M. A. (1996). Siblings, parents, and peers : A longitudinal study of social influences in adolescent risk for alcohol use and abuse. Dans G. H. Brody (dir.), *Sibling relationships : their causes and consequences.* Norwwod (NJ) : Ablex.

CONNOLY, J. et GOLDBERG, A. (1999). Romantic relationships in adolescence : The role of friends and peers in the emergence and development. Dans W. Furman, B. B. Brown et C. Feiring (dir.). *The development of romantic relationships in adolescence.* Cambridge : Cambridge University Press.

COOPER, C. R. (1994). Cultural perspectives on continuity and change in adolescents' relationships. Dans R. Montemayor, G. R. Adams et T. P. Gullotta (dir.), *Personal relationships during adolescence.* Thousand Oaks (CA) : Sage.

COOPER, C. R. et COOPER, R. G. (1992). Links between adolescents' relationships with their parents and peers : Models, evidence and mechanisms. Dans R. D. Parke et G. W. Ladd (dir.), *Family peer relationships : model of linkage.* Hillsdale (NJ) : Lawrence Erlbaum.

COTTERELL, J. (1996). *Social network and social influence in adolescence.* Londres : Routledge.

DAMON, W. (1983). *Social and Personnality Development : Essays on the Growth of the Child*. New York (NY) : Norton.

DENNEY, N. W. et QUADAGNO, D. (1988). *Human Sexuality*. Toronto : Times Mirror/ Mosby College Publishing.

DISHION, T. J. (1990). The peer context of troublesome child and adolescent behavior. Dans P. E. Leone (dir.), *Understanding troubled and troubling youth*. Newbury Park (CA) : Sage.

DISHION, T. J., ANDREWS, D. W. et CROSBY, L. (1995). Antisocial boys and their friends in early adolescence : Relationships characteristics, quality, and interactional process. *Child Development*, 66, 139-151.

DISHION, T. J., CAPALDI, D., SPRACKLEN, K. M. et LI, F. (1995). Peer ecology and male adolescent drug use. *Development and Psychopathology*, 7, 803-824.

DISHION, T. J. et McMAHON, R. J. (1998). Parental monitoring and the prevention of the child and adolescent problem behavior : A conceptual and empirical formulation. *Clinical Child and Family Psychology Review*, 1, 61-75.

DISHION, T. J., PATTERSON, G. R., STOOLMILLER, M. et SKINNER, M. L. (1991). Family, school, and behavioral antecedents to early adolescents involvement with antisocial peers. *Developmental Psychology*, 27, 172-180.

DOISE, W. et MUGNY, G. (1981). *Le développement social de l'intelligence*. Paris, Inter-Éditions.

DORNBUSH, S. M. et WOOD, K. (1989). Family processes and educational achievement. Dans W. J. Weston (dir.), *Education and the American family : a research synthesis*. New York (NY) : New York University Press.

DOWNEY, G., BONICA, C. et RINCON, C. (1999). Rejection sensitivity and adolescent romantic relationships. Dans W. Furman, B. B. Brown et C. Feiring (dir.). *The development of romantic relationships in adolescence*. Cambridge : Cambridge University Press.

DUBÉ, L. (1994). Les relations interpersonnelles. Dans R. J. Vallerand (dir.), *Les fondements de la psychologie sociale*. Boucherville : Gaëtan Morin Éditeur.

DUNN, J., SLOMKOWSKI, C. et BEARDSALL, L. (1994). Sibling relationships from the pre-school period through middle and early adolescence. *Developmental Psychology*, 30, 315-324.

DUNPHY, D.C. (1963). The social structure of urban adolescent peer group. *Sociometry*, 26, 230-246.

DURKIN, K. (1995). *Developmental social psychology*. Cambridge : Blackwell.

EDWARDS, C. P. (1992). Cross-cultural perspectives on family-peer relations. Dans R. D. Parke et G. W. Ladd (dir.), *Family-peer relationships : Modes of linkage*. Hillsdale (NJ) : Lawrence Erlbaum.

EMERY, R. E. (1999). Postdivorce family life for children : An overview of research and some implications for policy. Dans R. A. Thompson et P. R. Amato (dir.), *The Postdivorce Family : Children, Parenting, and Society*. Thousand Oaks : Sage.

EPSTEIN, J. L. (1983). Examining theories of adolescent friendship. Dans. J. L. Epstein et J. Karweit (dir.), *Friends in school : Patterns of selection and influence in secondary school*. New York (NY) : Academic Press.

ERWIN, P. (1998). *Friendship in childhood and adolescence*. Londres : Routledge.

FEHR, B. (1996). *Friendship processes*. Thousand Oaks (CA) : Sage.

FELMLEE, D. H. (1994). Who is on the top? Power in romantic relationships. *Sex Roles*, 31, 275-295.

FREUD, A. (1958). *Adolescence : Psychoanalytic study of the child*. Vol. 13. New York (NY) : International University Press.

FULIGNI, A. J. et ECCLES, J. S. (1993). Perceived parent-child relationships and early adolescents' orientation toward peers. *Developmental Psychology*, 29, 622-632.

FULigni, A. J., ECCLES J. S., BARBER, B. L. et CLEMENTS, P. (2001). Early adolescent peer orientation and adjustment during high school. *Developmental Psychology*, 37, 28-36.

FURMAN, W. (1989). The development of children's social networks. Dans D. Belle (dir.), *Children's social networks and social supports*. New York (NY) : Wiley

FURMAN, W. et BUHRMESTER, D. (1985). Children's perceptions of the qualities of sibling relationships. *Child Development*, 56, 448-461.

FURMAN, W. et WHENER, E. A. (1997). Adolescent romantic relationships : A developmental perspective. Dans S. Shulman et W. A. Collins (dir.), *Romantic relationships in adolescence : Developmental perspectives*. New Direction for Child Development, n° 78. San Francisco : Jossey-Bass.

GALBO, J. J. (1986). Adolescents' perceptions of significant adults : Implication for the family, the school and youth serving agencies. *Children and Youth Services Review*, 8, 37-51.

GALBO, J. J. (1983). Adolescents' perceptions of significant adults. *Journal of Youth and Adolescence*, 7, 417-427.

GARBARINO, J., BURSTON, N., RABER, S., RUSSEL, R. et CROUTER, A. (1978). The social maps of children approaching adolescence : Studying the ecology of youth development. *Journal of Youth and Adolescence*, 7, 417-428.

GARMEZY, N. (1991). Resiliency and vulnerability to adverse developmental outcomes associated with poverty. *American Behavioral Scientist*, 34, 416-430.

GEORGE, C., KAPLAN, N. et MAIN, M. (1985). Adult Attachement Interview. Manuscrit inédit. Département de psychologie, Université de Californie, Berkeley.

GOETTING, A. (1986). The developmental tasks of siblingship over the life cycle. *Journal of Marriage and the Family*, 48, 703-714.

GOODNOW, J. J. (1985). Change and variation in ideas about childhood and parenting. Dans I. E. Siegel (dir.), *Parental belief systems : The psychological consequences for children*. Hillsdale (NJ) : Lawrence Erlbaum.

GOOSSENS, L. et MARCOEN, A. (1999). Adolescent loneliness, self-reflection, and identity : From individual differences to developmental process. Dans K. J. Rotenberg et S. Hymel (dir.), *Loneliness in childhood and adolescence*. Cambridge : Cambridge University Press.

GREENBERGER, E., CHEN, C. et BEAM, M. R. (1998). The role of « very important » non-parental adultes in adolescent development. *Journal of Youth and Adolescence*, 27, 321-343.

GROOTEVANT, H. et COOPER, C. R. (1986). Individuation in family relationships : A perspective on individual differences in the development of identity and roletaking skill in adolescence. *Human Development*, 29, 82-100.

GRUSEC, J. E., HASTINGS, P. et MAMMONE, N. (1994). Parental cognitions and relationship schemata. Dans J. G. Smetana (dir.), *Beliefs about parenting : Origins and developmental implications*. New Direction for Child Development, n° 66. San Francisco (CA) : Jossey-Bass.

GUALTIERI, T. et HICKS, R. E. (1985). An immunoreactive theory of selective male affliction. *Behavioral and Brain Sciences*, 8, 427-441.

GUICHARD, A. (1995). Fratrie, qualité de la relation fraternelle et ajustement psychologique au cours de l'adolescence. Mémoire de maîtrise inédit. Université de Montréal.

HAMILTON, S. F. et DARLING, N. (1996). Mentors in adolescents' lives. Dans K. Hurrelmann, et S. F. Hamilton (dir.), *Social problems and social contexts in adolescencè : Perspectives across boundaries*. New York (NY) : Aldine de Gruyter.

HARTOS, J. L. et POWER, T. G. (2000). Association between mother and adolescent reports for assessing relations between parent-adolescent communication and adolescent adjustment. *Journal of Youth and Adolescence*, 29, 441-450.

HARTUP, W. W. (1993). Adolescents and their friends. Dans B. Laursen (dir.), *Close friendships in adolescence*. New Directions in Child Development n° 60. San Francisco (CA) : Jossey-Bass.

HARTUP, W. W. (1989). Social relationships and their developmental significance. *American Psychologist*, 44, 120-126.

HARTUP, W. W. et LAURSEN, B. (1991). Relationships as developmental context. Dans R. Cohen et A. W. Siegel (dir.), *Context and development*. Hillsdale (NJ) : Lawrence Erlbaum.

HARTUP, W. W. et STEVENS, N. (1999). Friendships and adaptation in the life course. *Psychological Bulletin*, 121, 355-370.

HAYS, R. B. (1988). Friendships. Dans S. W. Duck (dir.), *Handbook of personal relationships*. New York (NY) : Wiley.

HAZAN, C. et SHAVER, P. R. (1987). Romantic love conceptualized as an attachement process. *Journal of Personality and Social Psychology*, 52, 511-524.

HENDRY, L. B., ROBERTS, W., GLENDINNING, A. et COLEMAN, J. C. (1992). Adolescents' perceptions of significant individuals in their lives. *Journal of Adolescence*, 15, 225-270.

HETHERINGTON, E. M. et CLINGEMPEEL, W. G. (1992). Coping with marital transitions : A family system perspective. *Monographs of the Society for Research in Child Development*, 57.

HETHERINGTON, E. M, STANLEY-HAGAN, M. et ANDERSON, R. (1989) Marital transitions : A child's perspective. *American Psychologist*, 44, 303-312.

HILL, J. P. (1988). Adapting to menarche : Familial control and conflict. Dans M. R. Gunnar et W. A. Collins (dir.), *Development during the transition to adolescence.* Minnesota Symposium on Child Psychology. Hillsdale (NJ) : Lawrence Erlbaum.

HILL, J. P. et HOLMBECK, G. N. (1987). Disagreements about rules in families with seven-grades girls and boys. *Journal of Youth and Adolescence.* 16, 221-246.

HYMEL, S., RUBIN, H. H., ROWDEN, L. et LeMARE, L. (1990). Children's peer relation-ships : Longitudinal prediction of internalizing and externalizing problems from middle to late childhood. *Child Development*, 61, 2004-2021.

JOYNER K. et UDRY, J. R. (2001). You don't bring me anything but down : Adolescent romance and depression. *Journal of Health and Social Behavior*, 41, 369-391.

KAGAN, J. (1989). Temperamental contributions to social behavior. *American Psychologist*, 44, 668-674.

KANDEL, D. B. (1996). The parental and peer context of adolescent deviance : An alge-bra of interpersonal influences. *Journal of Drug Issues*, 26, 298-315.

KANDEL, D. B. (1978). Homophily, selection, and socialization in adolescent friend-ships. *American Journal of Sociology*, 84, 427-436.

KELLERHALS, J., MONTANDON, C., RITSCHARD, G. et MASSIMO, S. (1992). Le style édu-catif des parents et l'estime de soi des adolescents. *Revue française de sociologie*, 23, 313-333.

KELLEY, H. H., BERSCHEID, E., CHRISTENSEN, A., HARVEY, J. H., HUSTON, T. L., LEVINGER, G., McCLINTOCK, E., PEPLAU, L. A. et PETERSON, D. R. (1983). *Close rela-tionships.* San Francisco (CA) : Freeman.

KERR, M., STATIN, H. et TROST, K. (1999). To know you is to trust you : Parents' trust is rooted in child discosure of information. *Journal of Adolescence*, 22, 737-752.

KING, A. C., BEAZLEY, R. P., WARREN, W. K., HANKINS, C. A., ROBERTSON, A. S. et RADFORD, J. L. (1988). *Étude sur les jeunes Canadiens face au SIDA.* Kingston : Queen's University.

KINSEY, A. C., POMEROY, W. B. et MARTIN, C. E (1948). *Sexual behavior in the human male.* Philadelphie (PA) : Saunders.

KINSEY, A. C., POMEROY, W. B., MARTIN, C. E. et GEBHARD, P. H. (1953). *Sexual beha-vior in the human female.* Philadelphie (PA) : Saunders.

KNOX, D. et WILSON, K. (1983). Dating problems of university students. *College Student Journal*, 17, 225-228.

KOBAK, R. R. et SCREERY, A. (1988). Attachment in late adolescence : Working models, affect regulation, and representations of self and others. *Child Development*, 59, 135-146.

KOENIG, L. J. et ABRAMS, R. F. (1999). Adolescent loneliness and adjustement : A focus on gender differences. Dans K. J. Rotenberg et S. Hymel (dir.), *Loneliness in child-hood and adolescence.* Cambridge : Cambridge University Press.

KRAPPMAN, L. (1996). Amicitia, drupacé, shin-yu, philia, Freundschaft, friendship : On the cultural diversity of a human relations. Dans W. M. Bukowski, A. F Newcomb et W. W. Hartup (dir.), *The company they keep : Friendship in childhood and adoles-cence.* New York (NY) : Cambridge University Press.

KUPERSMIDT, J. B., COIE, J. D. et DODGE, K. A (1990). The role of poor peer relationships in the development of disorder. Dans S. R. Asher et J. D. Coie (dir.), *Peer rejection in childhood*. New York (NY) : Cambridge University Press.

LACOURSE, E., CLAES, M. et VILLENEUVE, M. (2001). Heavy metal music and adolescent suicidal risk. *Journal of Adolescence and Youth*, 30, 321-332.

LAMB, M. E. (1982). Sibling relationships across the lifespan : An overview and introduction. Dans M. E. Lamb, B. Sutton-Smith (dir.), *Sibling relationships : Their nature and significance across the lifespan*. Hillsdale (NJ) : Lawrence Erlbaum.

LAPERRIÈRE, A. (1991). De l'indifférenciation à l'évitement. Les stratégies relationnelles des jeunes adolescents dans un quartier multiethnique à Montréal. Dans F. Ouellet et M. Pagé (1991). *Pluriethnicité, éducation et société : bâtir un espace en commun*. Montréal : Institut québécois de recherche sur la culture.

LAPERRIÈRE, A., COMPÈRE, L., D'KHISSY, M., DOLCE, R., FLEURANT, N. et VENDETTE, M. (1992). Relations ethniques et tensions identitaires en contexte pluriculturel. *Santé mentale au Québec*, 17, 133-156.

LARSON, R. W. (1999). The uses of loneliness in adolescence. Dans K. J. Rotenberg et S. Hymel (dir.), *Loneliness in childhood and adolescence*. Cambridge : Cambridge University Press.

LARSON, R. W. et RICHARDS, M. H. (1991) Daily companionship in late childhood and early adolescence : Changing developmental context. *Child Development*, 62, 284-300.

LARSON, R. W., RICHARDS, M. H., MONETA, G., HOLMBECK, G. et KUCKETT, E. (1996). Changes in adolescents' daily interactions with their families from ages 10 to 18 : Disengagement and transformation. *Developmental Psychology*, 32, 744-754.

LAURSEN, B. et COLLINS, W. A. (1994). Interpersonal conflict during adolescence. *Psychological Bulletin*, 115, 197-209.

LAURSEN, B. et WILLIAMS, V. A. (1997). Perception of interdependance and closeness in family and peer relatioships among adolescents with and without romantic partners. Dans S. Shulman et W. A. Collins (dir.) *Romantic relationships in adolescence : Developmental perspectives*. New Direction for Child Development, n° 78. San Francisco (CA) : Jossey-Bass.

LEAPER, C. et ANDERSON, K. J. (1997). Gender development and heterosexual romantic relationships during adolescence. Dans S. Shulman et W. A. Collins (dir.), *Romantic relationships in adolescence : Developmental perspectives*. New Direction for Child Development, n° 78. San Francisco (CA) : Jossey-Bass.

LEBLANC, M. et TREMBLAY, R. E. (1988). A study of factors associated with the stability of hidden delinquency. *International Journal of Adolescence and Youth*, 3, 269-291.

LÉVESQUE, G., LAROSE, S. et BERNIER, A. (2002). L'organisation cognitive du système d'attachement des adolescents et leur perception de l'encadrement dyadique en tutorat. *Revue canadienne des sciences du comportement*, 34, 186-200.

LEVINSON, D. J. (1978). *The seasons of a man's life*. New York (NY) : Knopf.

LOEBER, R. et DISHION, T. J. (1983). Early predictor of male delinquency : A review. *Psychological Bulletin*, 94, 68-99.

MACCOBY, E. E. (1990). Gender and relationships : A developmental account. *American Psychologist,* 45, 513-520.

MACCOBY, E. E. et MARTIN, J. A. (1983). Socialization in the context of the family : Parent-child interaction, Dans E. M. Hetherington (dir.), *Handbook of child psychology,* vol. 4 : *Socialization, personality and social development.* New York (NY) : Wiley.

MAIN, M. (1991). Metacognitive knowledge, metacognitive monitoring, and singular (coherent) vs multiple (incoherent) models of attachement. Dans C. Parkes, J. Stevenson-Hinde et P. Marris (dir.), *Attachment across the life cycle.* New York (NY) : Routledge.

MAIN, M., KAPLAN, N. et CASSIDY, J. (1985). Security in infancy, childhood, and adulthood : A move to the level of representation. *Monographs of the Society for Research in Child Development,* 50, 66-104.

MAIN, M. et SOLOMON, J. (1990). Procedures for identifying infants as disorganized/desoriented during the strange situation. Dans M. Greenberg, D. Cicchetti et M. Cunnings (dir.), *Attachement in the preschool years.* Chicago (IL) : University of Chicago Press.

MAISONNEUVE, J. et LAMY, L. (1993). *Psycho-sociologie de l'amitié.* Paris : Presses Universitaires de France.

MARC, E. et PICARD, D. (2000). *Relations et communications interpersonnelles.* Paris : Dunod.

MEEHAN, M. P., DURLAK, J. A. et BRYANT, F. B. (1993). The relationship of social support to perceived control and subjective mental health in adolescents. *Journal of Community Psychology,* 21, 49-55.

MEYER-BAHLBUNG, B. H. (1980). Sexuality in early adolescence. Dans B. Wolman et J. Money (dir.), *Handbook of human sexuality.* Englewood Cliffs (NJ) : Prentice Hall.

MOFFITT, T. E. (1997). Adolescence-limited and life-course-persistent offending : A complementary pair of developmental theories. Dans T. P. Thornberry (dir.), *Developmental theories of crime and delinquency.* New Brunswick (NJ) : Transaction Publisher.

MONTEMAYOR, R. et HANSON, S. (1985). A naturalistic view of conflict between adolescents and their parents and siblings. *Journal of Early Adolescence,* 5, 23-30.

MORIZOT, J. et LEBLANC, M. (2000). Le rôle des pairs dans l'émergence et le développement de la conduite délinquante : une recension critique des écrits. *Revue canadienne de psycho-éducation,* 29, 87-117.

MORRIS, N. M. (1992). Determinants of adolescent initiation to coitus. *Adolescent Medecine : State of the Art Review,* 3, 165-180

MOSS, E., St LAURENT, D., CYR, C. et HUMBER, N. (2000). L'attachement aux périodes préscolaires et scolaires et les patrons d'interaction parent-enfant. Dans G. M. Tarabulsy, S. Larose, D. R. Pederson et G. Moran, *Attachement et développement. Le rôle des premières relations dans le développement humain.* Sainte-Foy : Presses de l'Université du Québec.

NANGLE, D. W. et ERDLEY, C. A. (2001). *The role of friendship in psychological adjustment.* New Direction for Child and Adolescent Development, n° 9. San Francisco (CA) : Jossey-Bass.

NEWCOMB, A. F. et BAGWELL, C. L (1996). The developmental significance of children friendship relations. Dans W. M. Bukowski, A. F. Newcomb et W. W. Hartup (dir.), *The company they keep : Friendship in childhood and adolescence.* New York (NY) : Cambridge University Press.

NOLLER, P. (1994). Relationships with parents in adolescence : Process and outcome. Dans R. Montemayor, G. R. Adams et T. P. Gullotta (dir.), *Personal relationships during adolescence.* Thousand Oaks (CA) : Sage.

NOLLER, P. et CALLAN, V. J. (1991*). The adolescent and the family.* Londres : Routledge.

NOLLER, P. et CALLAN, V. J. (1990). Adolescents' perception of the nature of their communication with parent. *Journal of Youth and Adolescence,* 19, 349-360.

OFFER, D. et OFFER, J. B. (1975). *From teenage to young manhood.* New York (NY) : Basic Books.

OFFER, D., OSTROV, E. et HOWARD, K. I. (1981). The mental health professional's concept of the normal adolescent. *Archives of General Psychiatry,* 38, 149-152.

OLIVERI, M. E. et REISS, D. (1987). Social networks of family members : Distinctive roles of mothers and fathers. *Sex Roles,* 17, 719-736.

OLWEUS, D. (1999). *Violence entre élèves, harcèlement et brutalité.* Paris : ESF Éditeur.

OLWEUS, D. (1993a). *Bullying at school : What we know and what we can do.* Oxford : Blackwell.

OLWEUS, D. (1993b). Victimization by peers : Antecedents and longterm outcomes. Dans K. H. Rubin et J. B. Asendorf (dir.), *Social withdraw, inhibition, and shyness in childhood.* Hillsdale (NJ) : Lawrence Erlbaum.

OLWEUS, D. (1978). *Aggression in the schools. Bullies and whipping boys.* Washington (DC) : Hemisphere Press.

PAGÉ, M., JODOIN, M. et McANDREW, M. (1998). Pluralisme et style d'acculturation d'adolescents néo-québécois. *Revue québécoise de psychologie,* 19, 115- 187.

PAIN, J. (1999). Violences et relations violentes à l'école. Préface de l'ouvrage d'Olweus, D. *Violence entre élèves, harcèlement et brutalité.* Paris : ESF Éditeur.

PARENT, S. et SAUCIER, J. F. (1999). La théorie de l'attachement. Dans E. Habimana, L. S. Éthier, D. Petot et M. Tousignant (dir.), *Psychopathologie de l'enfant et de l'adolescent : approche intégrative.* Boucherville : Gaëtan Morin.

PARKER, J. G. et ASHER, S. R. (1987). Peer relations and later personal adjustement : Are low accepted children at risk? *Psychological Bulletin,* 102, 357-389.

PATTERSON, G. R. (1982). *The coercive family process.* Eugene (OR) : Castalia Press.

PATTERSON, G. R. et BANK, L. (1990). Some amplifier and dampening mechanisms for pathological processes in families, Dans M. Gunnor et E. Thelen (dir.), Minnesota Symposia in Child Psychology. Hillsdale (NJ) : Lawrence Erlbaum.

PATTERSON, G. R., REID, J. B. et DISHION, T. J. (1992). *Antisocial Boys.* Eugene (OR) : Castalia Press.

PERLMAN, D. et PEPLAU, L. A. (1982). Theorical approaches to loneliness. Dans L. A. Peplau et D. Perlman (dir.), *Loneliness : Current theory, research, and therapy,* 123-134. New York (NY) : Wiley.

PIKE, A. et PLOMIN, R. (1997). A behavioural genetic perspective on close relationships. *International Journal of Behavioral Development*, 21, 647-667.

PLOMIN, R., MANKE, B. et PIKE, A. (1996). Siblings, behavioral genetics, and competence. Dans G. H. Brody (dir.), *Sibling relationships : Their causes and consequences*. Norwood (NJ) : Ablex.

POPENOE, D. (1993). American family decline, 1960-1990 : A review and appraisal. *Journal of Marriage and the Family*, 55, 527-555.

PRINTZ, R., FOSTER, S., KENT, R. et O'LEARY, K. (1979). Multivariate assessment of conflict in distressed and nondistressed mother-adolescent dyads. *Journal of Applied Behavioral Analysis*, 12, 691-700.

PULKKINEN, L. et TREMBLAY, R. E. (1992). Patterns of boys' social adjustement in two cultures and at different ages : A longitudinal perspective. *International Journal of Behavioral Development*, 15, 527-553.

QASEM, F. S., MUSTAFA, A. A., KAZEM, N. A. et SHAH, N. M. (1998). Attitudes of Kuwaiti parents toward physical punishement of children. *Child Abuse and Neglect*, 22, 1189-1202.

RAFFAELLI, M. (1992). Sibling conflict in early adolescence. *Journal of Marriage and the Family*, 54, 652-662.

RAFFAELLI, M. et DUCKETT, E. (1989). « We were just talking. » Conversation in early adolescence. *Journal of Youth and Adolescence*, 18, 567-582.

RHODES, J. E., EBERT, L. et FISHER, K., (1992). Natural mentors : An overlooked resource in the social networks of young African-American mothers. *American Journal of Community Psychology*, 20, 445-461.

RICE, K. G. (1990) Attachment in adolescence : A narrative and meta-analytic review. *Journal of Youth and Adolescence*, 19, 511-538.

ROBIN, A. L. et FOSTER S. L. (1989). *Negotiating parent-adolescent conflict : A behavioral-family system approach*. New York (NY) : Guilford.

ROCHE, J. P. (1986). Premarital sex : Attitudes and behavior by dating stage. *Adolescence*, 21, 107-121.

ROLLINS, D. C. et THOMAS, D. I. (1979). Parental support, power and control technics in the socialization of children. Dans W. Burr, R. Hill, I. Nye et I. Reiss (dir.), *Contemporary theories about the family*. New York (NY) : Free Press.

ROSENSTEIN, D. S. et HOROWITZ, H. A. (1996). Adolescent attachment and psychopathology. *Journal of Consulting and Clinical Psychology*, 64, 244-253.

ROWE, D. C. et GULLEY, B. L. (1992). Sibling effects on substance use and delinquency. *Criminology*, 30, 217-233.

RUBIN, K. H., BUKOWSKI, W. et PARKER, J. G. (1997). Peer interactions, relationships, and groups. Dans W. Damon (dir.), *Handbook of child psychology*. Vol. 3 : *Social, emotional, and personality development*, 5ᵉ éd., 619-700. New York (NY) : Wiley.

RUTTER, M. (1990). Psychological resilience and protective mechanism. Dans J. Rolf, A. S. Masten, D. Cicchetti, K. H. Neuersterlein et S. Weintraub (dir.), *Risk and protective factors in the development of psychopathology*. New York (NY) : Cambridge University Press.

RUTTER, M. (1985). Resilience in the face of adversity : Protective factors and resistance to psychiatric disorders. *British Journal of Psychiatry*, 147, 598-611.

RUTTER, M. (1980). *Changing youth in a changing society*. Cambridge (MA) : Harvard University Press

RUTTER, M., GRAHAM, P., CHADWICK, O. et YULE, M. (1976). Adolescent turmoil : fact or fiction. *Child Psychology and Psychiatry*, 12, 35-56.

SAINT-JACQUES, M.-C., DRAPEAU, S. et CLOUTIER, R. (2000). La prévention des problèmes d'adaptation chez les familles séparées ou recomposées. Dans C. Gagnon et F. Vitaro (dir.), *Prévention des problèmes d'adaptation*. Sainte-Foy : Presses de l'Université du Québec.

SAMET, N. et KELLY, E. W. (1987). The relationship of steady dating to self-esteem and sex role identity among adolescence. *Adolescence*, 22, 231-245.

SARASON, I., LEVINE, H., BASHAM, R. et SARASON, B. (1983). Assessing social support : The social support questionnaire. *Journal of Personality and Social Psychology*, 44, 1, 127-139.

SAVIN-WILLIAMS, R. C.(1994). Dating those you can't love and loving those you can't date. Dans R. Montemayor, G. R. Adams et T. P. Gullotta (dir.), *Personal relationships during adolescence*. Thousand Oaks (CA) : Sage.

SCALES, P. C. et GIBBONS, J. L. (1996). Extended family members and unrelated adults in the lives of young adolescents : A research agenda. *Journal of Early Adolescence*, 16, 365-389.

SCHAEFFER, E. S. (1965). Children's reports of parental behavior : An inventory. *Child Development*, 36, 413-424.

SCHLEGEL, A. et BARRY, H. (1991). *Adolescence : An anthropological inquiry*. New York (NY) : Free Press.

SCHWARTZ, D., DODGE, K. et COIE, J. (1993). The emergence of chronic peer victimization in boys' play groups. *Child Development*, 64, 1755-1772.

SEARS, R. R., MACCOBY, E. E. et LEVIN, H. (1957). *Patterns of child rearing*. Evanston (IL) : Row, Peterson & Co.

SHARABANY, R., GERSHONI, R. et HOFFMAN, J. E. (1981). Girlfriend, boyfriend : Age and sex differences in intimate friendship. *Developmental Psychology*, 17, 800-808.

SHAVER, P. R. et HAZAN, C. (1988). Biased overview of the study of love. *Journal of Social and Personal Relationships*, 5, 473-501.

SHONERT-REICHEL, K. A. et OFFER, D. (1991). *Seeking help and social support in adolescence : The role of non-related adults*. New York (NY) : Columbia University, Institute for Urban and Minority Education, Teachers College.

SHORTER, E. (1977). *Naissance de la famille moderne*. Paris : Seuil.

SHULMAN, S. et KLEIN, M. M. (1993). Distinctive role of the father in adolescent separation-individuation. Dans S. Shulman et A. W. Collins (dir.), *Father-adolescent relationships*. New Directions for Child Development. San Fransisco (CA) : Jossey-Bass.

SILVERBERG S. B. et STEINBERG, L. (1990). Psychological well-being of parents of early adolescent children. *Developmental Psychology*, 26, 658-666.

SIMMONS, R. G. et BLYTH, D. A. (1987). *Moving into Adolescence : The impact of pubertal changes and social context.* New York (NY) : Aldine de Gruyter.

SIPPOLA, L. K. et BUKOWSKI, W. M (1999). Self, other, and loneliness from a developmental perspective. Dans K. J. Rotenberg et S. Hymel (dir.), *Loneliness in childhood and adolescence.* Cambridge : Cambridge University Press.

SMETANA, J. G. (1994). Parenting styles and beliefs about parental authority. Dans J. G. Smetana (dir.), *Beliefs about parenting : Origins and developmental implications.* New Directions for Child Development. San Fransisco (CA) : Jossey-Bass.

SMETANA, J. G. (1989). Adolescents' and parents' reasoning about actual family conflict. *Child Development,* 60, 1052-1067.

SMITH, P. K., MORITA, Y., JUNGER-TAS, J., OLWEUS, D., CATANO, R. et SLEE, P. (1999). *The nature of school bullying : A cross national perspective.* New York (NY) : Routledge.

SROUFE, L. A. (1988). The role of infant-caregiver attachment in development. Dans J. Belsky et T. Nezworski (dir.), *Clinical implications of attachment,* 18-38. Hillsdale (NJ) : Lawrence Erlbaum.

STACEY, J. (1996). *In the name of the family : Rethinking family values in the postmodern age.* Boston (MA) : Beacon Press.

STEINBERG, L. (1990). Autonomy, conflict et harmony in the family relationship. Dans S. S. Feldman et G. R. Elliot (dir.) : *At the threshold : The developing adolescent.* Cambridge (MA) : Harvard University Press.

STEINBERG, L. (1988). Reciprocal relations between parent-child distance and pubertal maturation. *Developmental Psychology,* 24, 122-128.

STEINBERG, L. (1987). Impact of puberty on family relations : Effects on pubertal status and pubertal timing. *Developmental Psychology,* 27, 451-460.

STEINBERG, L., MOUNTS, N., LAMBORN, S. et DORNBUSH, S. M. (1991). Authoritative parenting and adolescent development across various ecological niches. *Journal of Research on Adolescence,* 1, 19-36.

STEINMETZ, S. K. (1977). *The cycle of violence. Assertive, aggressive, and abusive family interaction.* New York (NY) : Praeger Publications.

SULLOWAY, F. J. (1996). *Born to rebel : Birth order, family dynamics, and creative lives.* New York (NY) : Pantheon Books.

SUTHERLAND, E. H. et CRESSEY, D. R. (1974). *Criminology.* Philadelphie (DA) : Lippincott.

TARABULSY, G. M., LAROSE, S., PEDERSON, D. R. et MORAN, G. (2000). *Attachement et développement. Le rôle des premières relations dans le développement humain.* Sainte-Foy : Presses de l'Université du Québec.

TATAR, M. (1968). Significant individuals in adolescence : Adolescent and adult perspectives. *Journal of Adolescence,* 21, 691-702.

THOMAS, R. M. (1992). *Comparing theories of child development.* Belmont (CA) : Wadsworth.

THORNBERRY, T. P. (1987). Toward an interactional theory of delinquency. *Criminology,* 25, 863-891.

THORNBERRY, T. P. et KROHN, D. K. (1997). Peers, drug and delinquency. Dans D. M. Stoff, J. Breiling et J. D. Maser (dir.), *Handbook of antisocial behavior.* New York (NY) : Wiley.

THORNTON, A. (1990). The courtship process and adolescent sexuality. *Journal of Family Issues,* 11, 239-273.

TOUSIGNANT, M., HAMEL, S. et BASTIEN, M.-F. (1988). Structure familiale, relations parents-enfants et conduites suicidaires à l'adolescence. *Santé mentale au Québec,* 13, 79-93.

TREMBLAY, R., PHIL, R. A., VITARO, F. et DOBKIN, P. L. (1994). Predicting early onset of male antisocial behavior from preschool behavior. *Archives of General Psychiatry,* 51, 732-739.

TREMBLAY, R. E., MASSE, L. C., KURTZ, L. et VITARO, F, (1996). From childhood physical aggression to adolescent maladjustment : The Montreal prevention experiment. Dans R. D. V. Peeters et R. J. McMahon (dir.), *Preventing childhood disorders, substance abuse and delinquency.* Thousand Oaks (CA) : Sage.

TROIDEN, R. R. (1989), The formation of homosexual identities. *Journal of Homosexuality,* 17, 43-73.

TYSZKOWA, M. (1993). Adolescents' relationships with grandparents : Characteristics and developmental transformation. Dans S. Jackson et H. Rodriguez-Tomé (dir.), *Adolescence and its social world.* Hillsdale (NJ) : Lawrence Erlbaum.

UDRY, J. R. et CAMPBELL, B. C. (1994). Getting started on sexual behavior. Dans A. S. Rossi (dir.), *Sexuality across the life course.* Chicago (IL) : University of Chicago Press.

VAN YZENDOORN, M. H. (1997). Attachment, emergent morality, and aggression : Towards a developmental socioemotional model of antisocial behavior. *International Journal of Behavioral Development,* 21, 703-727.

VAN YZENDOORN, M. H. (1992). Intergenerational transmission of parenting : A review of studies in nonclinical populations. *Developmental Review,* 12, 76-99.

VAN YZENDOORN, M. J. et BAKERMANS-KRANENBURG, M. J. (1996). Attachment representations in mothers, fathers, adolescents, and clinical groups : A meta-analytic search for normative data. *Journal of Consulting and Clinical Psychology,* 64, 1, 8-21.

VAN YZENDOORN, M. H. et KROONENBERG, P. M. (1988). Cross-cultural patterns of attachment. A meta-analysis of the strange situation. *Child Development,* 59, 147-156.

VITARO, F., BRENDGEN, M. et TREMBLAY, R. (2000). Influence of deviant friends on delinquency : Searching for moderator variables. *Journal of Abnormal Child Psychology,* 28, 313-325.

VITARO, F., TREMBLAY, R. E., KERR, M., PAGANI, L. et BUKOWSKI, W. M. (1997). Disruptiveness, friends' characteristics, and delinquency in early adolescence : A test of two competing models of development. *Child Development,* 68, 676-689.

VYGOTSKY, L. S. (1978). *Mind in Society : The development of higher psychological processes.* Cambridge (MA) : Harvard University Press.

WALLERSTEIN, J. et KELLY, J. (1980). *Surviving the break-up.* New York (NY) : Basic Books.

WEISS, R. S. (1973). *Loneliness : The experience of emotional and social isolation.* Cambridge (MA) : MIT Press.

WERNER, E. E., et SMITH, R. S. (1992). *Overcoming the odds : High risk children from birth to adulthood.* Ithaca (NY) : Cornell University Press.

WHITE, J. W. et HUMPHREY, J. A. (1994). Woman aggression in heterosexual conflicts. *Aggressive Behavior,* 20, 195-202.

WIDMER, E. (1999). *Les relations fraternelles à l'adolescence.* Paris : Presses Universitaires de France.

WINSTEAD, B. A., DERLEGA, V. J. et ROSE, S. (1997). *Gender and close relationships.* Thousand Oaks (CA) : Sage.

WRIGHT, P. H. (1982). Men's friendships, women's friendships and the alleged inferiority of the latter. *Sex Roles,* 8, 1-20.

YOUNISS, J. (1994). Rearing children for society. Dans J. G. Smetana, (dir.), *Beliefs about parenting : Origins and developmental implications.* New Directions for Child Development, n° 66. San Francisco (CA) : Jossey-Bass.

YOUNISS, J. et KETTERLINUS, R. D. (1987). Communication and connectedness in mother- and father-adolescent relationships. *Journal of Youth et Adolescence,* 16, 265-280.

YOUNISS, J. et SMOLAR, J. (1985). *Adolescent relations with mother, father and friends.* Chicago (IL) : University of Chicago Press.

ZANI, B. (1993). Dating and interpersonal relationships in adolescence. Dans S. Jackson et H. Rodriguez-Tomé (dir.), *Adolescence and its social world.* Hillsdale (NJ) : Lawrence Erlbaum.

ZIMMERMAN, P. (2000). L'attachement à l'adolescence. Dans G. M. Tarabulsy, S. Larose, D. R. Pederson et G. Moran (dir.), *Attachement et développement : le rôle des premières relations dans le développement humain.* Sainte-Foy : Presses de l'Université du Québec.

TABLE DES MATIÈRES

Liste des encadrés

Autres titres disponibles dans la collection Paramètres

Agrippine, Arthur et compagnie
Sous la direction de MARIO PROULX,
NICOLE CARDINAL et LORRAINE
CAMERLAIN
En collaboration avec les Belles Soirées
de la Faculté d'éducation permanente
de l'Université de Montréal et la chaîne
culturelle de Radio-Canada

Alimentation et vieillissement
GUYLAINE FERLAND

L'autoformation
Pour apprendre autrement
NICOLE ANNE TREMBLAY

Éléments de logique contemporaine
Deuxième édition
FRANÇOIS LEPAGE

L'éthique de la recherche
Guide pour le chercheur
en sciences de la santé
HUBERT DOUCET

Éthique de l'information
Fondements et pratiques
au Québec depuis 1960
ARMANDE SAINT-JEAN

La face cachée de l'organisation
Groupes, cliques et clans
LUC BRUNET et ANDRÉ SAVOIE

Faire dire
L'interview à la radio-télévision
CLAUDE SAUVÉ
En collaboration avec JACQUES BEAUCHESNE

La gestion des ressources humaines
dans les organisations publiques
LOUISE LEMIRE et YVES-C. GAGNON

Immigration et diversité à l'école
Le débat québécois dans
une perspective comparative
MARIE MC ANDREW

L'interaction professionnelle
Efficacité et coopération
Deuxième édition revue et augmentée
YVES ST-ARNAUD

Introduction
aux relations internationales
DIANE ÉTHIER et MARIE-JOËLLE ZAHAR

Le modèle ludique
Le jeu, l'enfant avec déficience
physique et l'ergothérapie
Troisième édition
FRANCINE FERLAND

Pour comprendre le nationalisme
au Québec et ailleurs
DENIS MONIÈRE

La psychocriminologie
Apports psychanalytiques
et applications cliniques
DIANNE CASONI et LOUIS BRUNET

La radio à l'ère de la convergence
Textes présentés lors du colloque tenu à
l'Université d'Ottawa le 11 octobre 2000
En collaboration avec la chaîne culturelle
de Radio-Canada

Le régime monétaire canadien
Institutions, théories et politiques
Nouvelle édition
BERNARD ÉLIE

Savoir entreprendre
Douze modèles de réussite
Études de cas
LOUIS JACQUES FILION

Séduire par les mots
Pour des communications publiques
efficaces
JEAN DUMAS

Le système politique américain
Nouvelle édition
Sous la direction d'EDMOND ORBAN et
MICHEL FORTMANN

Les temps du paysage
Sous la direction de PHILIPPE
POULLAOUEC-GONIDEC, SYLVAIN PAQUETTE
et GÉRALD DOMON

Les visages de la police
Pratiques et perceptions
JEAN-PAUL BRODEUR

Ce livre a été imprimé au Québec en juin 2008
sur du papier entièrement recyclé
sur les presses de Marquis imprimeur.